大学生
卫生与健康教程

（第4版）

杨学峰◎主编

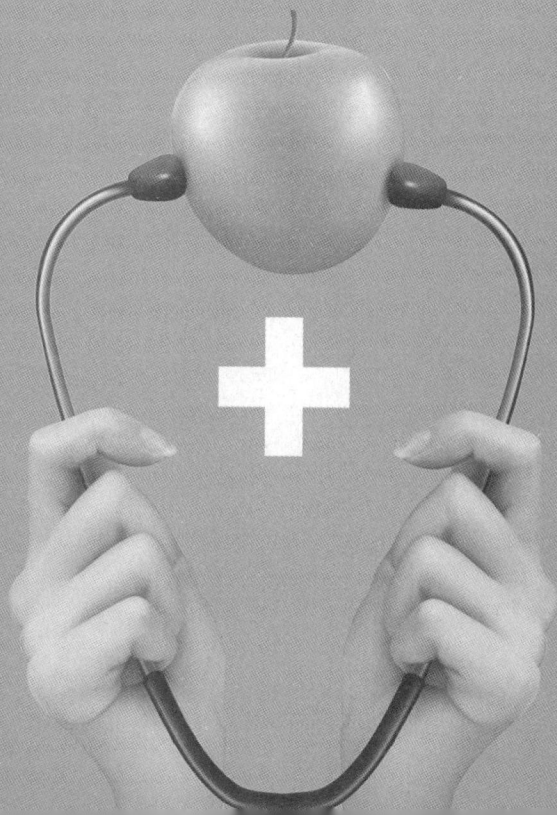

中南大学出版社
www.csupress.com.cn

湖南·长沙

U0748003

前　言

　　为了指导大学生健康地生活和学习，促进大学生身心健康成长，根据教育部制定的《普通高等学校健康教育指导纲要》和有关文件精神，结合多年大学生健康教育教学的实际，我们编写了这本《大学生卫生与健康教程》，供高等学校各年级大学生、研究生学习使用。

　　本书根据大学各年级男女学生生长发育规律和身心特征，紧密联系大学生的学习生活实际，从身心发育特点、青春期生理和心理保健、健康行为和健康生活方式、传染病、大学生常见病和多发病的防治、应急救治等方面的知识进行简明扼要地阐述，力求满足广大学生的健康需求，解决大学生当前在生活、学习及行为习惯等方面存在的困惑和问题，切实为大学生的身心健康成长提供指导与帮助。期望我们的大学生通过对本书的学习，能够树立起现代健康意识，较好地理解和掌握健康成长的必备知识，养成良好的生活卫生习惯，关注自身与他人的身心健康，增强体质，珍爱生命，为将来走向社会打下良好基础。

　　本书内容翔实，理论联系实际，贴近大学生生活，实用性强，对大学生健康成长有很好的指导作用。

　　本次修订按照教育部2017年6月印发的《普通高等学校健康教育指导纲要》及卫计委等有关部门颁布的健康与卫生的最新标准对相关内容进行了修改、增删，采用"互联网＋"的形式扩大教材容量，读者扫描书中"二维码"，可以获得更丰富、及时的卫生与健康知识，观看视频学习相关操作。

　　本书的出版得到中南大学出版社的大力支持。在本书的编写过程中编者参阅了国内部分学者在卫生健康教育方面的成果及有关学术资料，在此，对所有参考资料的原作者深表谢意。

编　者
2020 年 8 月

目　录

第一章　健康概论

第一节　健康的概念

随着人类的发展、社会的进步、科技的创新和医学模式的转变，健康的概念不断丰富和完善。在人类早期，为了生存，刀耕火种、捕鱼猎兽，必须同大自然做斗争，这时候对健康的认识就是强壮。随着生产力水平的提高，商品经济的发展，到了奴隶社会、封建社会，战争、疾病和贫困成为威胁人类生命的最主要因素，尤其是传染病的流行，形成了人们对健康的初步认识：身体无病就是健康。在漫长的与疾病斗争的历史进程中，人类对健康的认识由单纯医学模式发展到医学—生物学模式，最后达到生物—心理—社会医学模式。

在现代健康观念中，健康是一个极具时代特征的整体观念，并伴随着社会经济和科技文化的发展及医学模式的转变而被赋予了新的含义。

1984 年，世界卫生组织（WHO）提出"健康不仅仅是没有疾病和不虚弱，而且是躯体上、心理上和社会适应能力上三方面的完美状态"。1990 年、2000 年WHO 又进一步丰富健康的概念：真正意义上的健康，还应包括道德健康和生殖健康。

世界卫生组织官网

（1）躯体健康，是指人在生物学方面的健康。它是健康的基础，指躯体的结构完好、功能正常，躯体与环境之间保持相对平衡。

（2）心理健康，又称精神健康，指人的心理处于完好状态，包括正确认识自我、正确认识环境、善于适应环境。要达到心理健康，应满足心理与环境相统一、心理与行为相统一、人格具有稳定性三个条件。

（3）社会适应良好，是指一个人的心理活动，各种行为都能适应当时环境的变化，为他人所理解，为大家所接受，行为与社会规范协调一致。

（4）道德健康，最主要的是不损害他人的利益来满足自己的需要，有辨别真伪、善恶、荣辱、美丑等是非观念，能按社会认可的准则来约束、支配自己的言行，能为人们的幸福做贡献。

（5）生殖健康，是指生殖系统及其他功能和在整个生殖过程中的体质、精神和社会适应性等方面处在良好状态。它包括生育调节、母婴安全健康、生殖系统疾病预防、性保健及性病防治等方面。

1978 年，WHO 提出了健康的十条标准。

（1）有充沛的精力，能从容不迫地处理工作和日常生活事物，而且不感到过分紧张和疲劳；

（2）处事乐观，态度积极，有责任心，乐于承担责任和困难；

（3）睡眠良好，会休息；

（4）应变能力强，能很快适应周围环境的各种变化；

（5）能抵抗一般性感冒和传染病；

（6）体重适中，身体匀称；

（7）眼睛明亮，反应敏捷；

（8）牙齿清洁，无龋齿，颜色正常，无出血现象；

（9）面对烦恼和不良刺激能够自我控制，能够自我放松；

（10）头发光泽、无头屑，肌肉丰满，皮肤有弹性。

健康是人生的第一财富，正如古希腊著名的哲学家赫拉克利特所指出的：如果没有健康，智慧就难以表现，文化无从施展，力量不能战斗，财富变成废物，知识也无法利用。当代大学生，是国家的希望，民族的未来，健康对他们更是学业有成、生活愉快的基础。

1988 年 WHO 总干事马勒博士告诫人们："必须让人们认识到，健康并不代表一切，但失去健康便丧失一切。"

第二节　影响健康的主要因素

影响健康的因素很多，主要包括生物因素、心理因素和社会因素几方面。WHO 的报告指出：人的健康和长寿，遗传的关系占 15%，社会因素占 10%，医疗条件占 8%，气候条件占 7%，而 60% 取决于自己个人的生活方式和行为嗜好。

一、生物因素

生物因素包括遗传因素、先天因素及个体的生长发育状况。

（一）遗传因素

遗传是生物的基本特性之一，即子女与双亲不论是在形态结构还是在生理功能等方面都十分相似，在生物学上，这种现象叫遗传。通过遗传，物种的延续和其基本的形态特征得以保持。人类的遗传决定了个体的种族和气质。在影响身心健康发展的遗传因素中，包括遗传素质与遗传疾病。

1. 遗传素质

染色体是生物遗传的基础，它的主要成分是脱氧核糖核酸（DNA）。父母通过细胞内的染色体把祖先的许多生物特征，如机体的构造、形态、感觉器官和神经系统的结构与机能特征等传递给子女，这些遗传的生物特征即遗传素质。人类能够进行言语活动、抽象思维，正是由于通过遗传把人类在劳动中所获得的生物特征一代一代传递了下来。遗传素质是身心健康发展的必要物质前提，没有正常人的遗传素质，就没有正常健康的身体。遗传素质主要通过中枢神经系统的特征、感觉器官的灵敏度、运动器官的结构等素质影响人的身心发展，所以，遗传素质的作用是不可忽视的。

2. 遗传性疾病

遗传性疾病是由于生殖细胞或受精卵的遗传物质发生突变而引起的疾病，它对人类健康的影响日益突出。据统计，在智力发育不全的儿童中有4/5属遗传性疾病。如单基因遗传病中的侏儒症、呆小症，多基因遗传病中的精神分裂症、无脑儿，染色体遗传病中的先天愚型、猫叫综合征。情感性精神病、癫痫和某些精神发育迟钝都有遗传倾向。

遗传性疾病具有家族性、先天性和终生性的特点。表现为同一家族成员中，具有某一相同的致病基因；婴儿出生时就已存在病理现象，到了一定的年龄才表现出来，并且往往因无良方治疗而终生患病等。预防遗传性疾病主要是避免近亲结婚，开展遗传咨询。婚前检查被发现患有重度遗传性智力低下、重度克汀病、精神分裂症者，不宜结婚。

（二）先天因素

影响健康的先天因素包括近亲婚配及胚胎时期子宫内外的致病因素。

1. 近亲婚配

近亲婚配是指有共同祖先的直系血亲和三代以内的旁系血亲的婚配。直系血亲指有直系血缘关系的亲属，即生育自己和自己生育的上下各代亲属。三代以内的旁系血亲指同一祖父母或外祖父母的姑表、姨表、堂兄妹。在一般情况下，每个人都有5~6种隐性致病因素，由于血缘关系远的双方杂合而不发病。血缘关系越近，相同致病基因就越多，两个致病基因结合的概率就越大。当一个隐性精神病基因携带者与近亲结婚时，其子女患精神病的概率就会大大提高。因而近亲结婚者所生子女患遗传性疾病的机会远比非近亲结婚者大。

2. 胚胎时期子宫内外的致病因素

胚胎时期子宫内外的致病因素主要包括：

(1)母亲妊娠年龄。国内外研究表明，母亲妊娠年龄偏高者，其子女的智力发育低下。先天愚型(DOWNS综合征)发病率与母亲妊娠年龄有一定关系，妊娠年龄在30岁时，婴儿先天愚型发生的可能性小于0.1%，35岁为0.33%，40岁为1%，45岁以上高达2%。

(2)母亲妊娠时的不良行为。母亲妊娠时的饮酒、吸烟、药瘾等不良行为都能影响胎儿健康。孕妇大量酗酒，所产婴儿智力低下者发病率高。吸烟者所生的孩子身材矮小，阅读能力差，语言转换慢，且孩子多动、注意力不集中及行为失常明显高于孕期不吸烟者。有药瘾的妇女所生婴儿头颅明显小于正常儿，且学龄前智障及精神发育迟滞发病率明显高于正常儿童。

(3)母亲的身体健康状况。母亲孕期患风疹、梅毒、艾滋病、营养不良、贫血、心脏病、尿毒症、子痫等疾病，以及分娩时胎儿脑损伤，都可导致孩子智力发育迟滞、人格发展异常与精神障碍。

(4)母亲孕期的心理因素。孕妇在孕期受到外界各种生活事件的刺激，引起情绪反应或心理失调，对胎儿的身心发育会产生直接的影响，是婴儿畸形的重要危险因素。不愿生育的怀孕妇女所生子女的社会适应能力和学习能力较其他儿童差。

(三)生长发育状况

人在不同的生长发育时期，身心变化不一，衡量与判断的指标也不相同，但是，在某一生长时期出现与其生长发育不相一致的现象，均为异常，有损于健康。不同生长发育时期，有不同的身心特征，可出现不同的疾病，如儿童期容易患维生素D缺乏病(佝偻病)，青少年期容易出现营养不良及心理性疾病，老年期容易患心脑血管和代谢性疾病等。因此，生长时期不同，实施的保健措施也不一样。

二、心理因素

从医学心理学的角度看，人的心理状态直接影响着很多疾病的发生和转归，同时心理因素也可以导致许多躯体疾病与心理疾病，治疗时必须祛除心理因素才能根治。健康的心理状态，乐观、开朗的性格，能正确地处理周围的人与事，使人的抗病能力处于恰当的水平，对疾病的预防具有重要意义。
健全的心理又能使人心胸开阔，保持激情，战胜疾病，早日康复。

（一）健康的心理状态有益于疾病的预防

健康的心理状态，乐观、开朗的性格，能最佳地发挥人的主观能动性，
承受各种心理和生理的压力，避免心理障碍和神经、精神方面的疾病发生。
当人的情绪愉快、欢乐时，机体可分泌一种非常有益于健康的激素，使血液
中淋巴细胞和吞噬细胞增多，从而增强机体的免疫功能，提高人体的免疫
力。所以说，良好的心理状态对一些疾病的预防具有极其重要的意义，也是
保持和促进身心健康的重要条件。

（二）健康的心理状态有益于疾病的康复

健康的心理能避免或减少疾病的发生，即使患了病，也可以促使疾病尽
快地康复。因为人的情绪影响着机体的全部行为，对人的行为活动具有支配
作用。积极的情绪能够发挥人的主观能动作用，表现出顽强、旺盛的生命
力；而消极的情绪，就会对生活失去信心，从而失去战胜疾病的勇气。因此，
患病时切不可悲观失望，而要保持情绪的稳定和乐观，主动配合医生进行治
疗，积极有效地参加一些力所能及的文体活动，尽快地战胜疾病，达到康复
的目的。

（三）健康的心理素质有利于对社会的适应

心理状态不同的人对各种客观刺激的承受能力是不相同的，对其做出的
判断也就大不相同。具有良好心理素质的人能始终保持心情开朗、情绪稳
定，能够正确地对待客观事物，能处理好主观与客观的矛盾冲突，增强对社
会的适应能力，避免不利因素的干扰和危害，维持身心健康。而一个心理不
健康的人，就往往认识不了客观事物的本质，好感情用事，或偏执，或任性，
常常陷入情感冲突的旋涡中不能自拔，给身心造成伤害。

三、社会因素

人们所处的自然环境、社会文化背景、社会环境因素、社会制度、家庭
结构、个人的健康行为以及社会的经济状况对人们的健康都有重要影响。

（一）自然环境

自然环境中的各种生物性因素，如各种细菌、病毒等致病微生物；物理
因素，如高温、寒冷、放射线；化学物质，如煤气、烟酒、药物等，均可直接
或间接地损伤人体的正常结构与功能。地域条件、地理环境同样会对健康产
生影响，如在青藏高原可患"高原病"；潜入海底，不注意防护可患"减压

病"；某些地区因缺乏某种微量元素和特殊的饮食生活习惯易患"地方病"；在"自然疫源地"极易发生某些独特的传染病，如钩端螺旋体病、血吸虫病、丝虫病、疟疾等。噪声、振动和脏乱的环境可使大脑的兴奋或抑错过程失衡而出现头痛、失眠、烦躁、注意力不集中、记忆力下降等各种神经衰弱症状，影响正常的智力活动。

（二）社会环境

社会环境包括校外大环境和校内小环境。

1. 校外大环境

校外大环境包括政治环境、意识形态、经济状况和家庭环境。

（1）政治环境。政权通过它的政治制度、政治观点和理想目标影响人们的心理和行为。政治制度决定人民群众在国家、社会组织集体中的地位、权利和义务，从而决定人们心理活动的内容和形式。在我国社会主义制度下，人民是国家的主人，大学生作为社会的一员，在社会主义政治环境下，应该热爱祖国，热爱社会主义，积极进取，具有振兴中华的使命感。

（2）意识形态，包括哲学、伦理道德、文化艺术、科学技术、宗教信仰、风俗习惯等。任何社会都没有完全一致的意识形态，往往是几种意识形态并存，这些意识形态都在以不同的方式，从不同渠道、不同程度地影响着人们的心理活动，支配并调节着人们的行为。意识形态主导个体在社会生活实践中所形成的对客观现实的认识，而且有某种意识形态在其中占主导或统治地位，这种信念体系，即世界观和人生观，控制和调节着该个体的思想言行。

（3）经济状况，包括经济制度、经济体制和模式、生产和分配方式、国家的经济实力、国民收入、人民消费水平与消费方式、生产力发展状况等。国家的经济实力、国民的人均收入等经济因素是一个重要的社会因素，它对社会人群的心理健康有着深刻的影响。只有在物质生活得到改善、精神文化丰富多彩、文化科学知识水平不断提高的情况下，才能改变传统的不良卫生习惯和行为方式，才能促进个人的心理卫生，才有利于个人和群体的心理健康。

（4）家庭环境。家长是学生的第一任老师，大学生在少儿期主要与父母生活在一起，父母的文化程度、职业、职务、个性特征、道德修养、家庭教育、生活习惯、家教家风等往往在不知不觉中对学生的身心健康发展起着重要作用。

2. 校内小环境

校内小环境对学生的心理健康有重要影响。各高校的内部环境差别很大，对学生的身心健康影响具有共性的内部环境因素包括：学校的办学方针、教学条件、学校内部各种职能机构和社团群体、个体关系以及学校的校容校貌、校风校纪、预防保健和医疗服务等。

第三节　健康教育与健康促进

一、健康教育的意义和目的

健康教育是一种以健康为目标，以促使人们自觉采纳有益于健康的行为和生活方式，消除或减轻影响健康的危险因素，预防疾病，促进健康，提高生活质量为目的的有计划、有组织、有系统的社会教育活动。1978 年世界卫生组织在苏联哈萨克苏维埃社会主义共和国（现哈萨克斯坦共和国）首府阿拉木图召开了国际

《阿拉木图宣言》

初级卫生保健大会，会议发布的《阿拉木图宣言》中指出，健康教育是所有卫生问题、预防方法及控制措施中最为主要的，是能否实现初级卫生保健任务的关键，而初级卫生保健是在全世界可预见的将来达到满意健康水平的关键。在制定初级卫生保健的八项任务中，首要任务便是健康教育，说明健康教育在实现所有健康、社会和经济目标中具有重要的地位和价值。正如世界卫生组织总干事中岛宏博士在第 13 届世界健康大会开幕式上所说："我代表世界卫生组织向大家保证：我们将给予你们的领域以优先权，给这种优先权的理由是十分充分的，而且也是全世界迫切需要的。"健康需要教育，教育是为了健康。

健康教育的目的是通过健康促进和健康教育活动过程改善、维护和促进个体和社会的健康状况。随着第一次卫生保健革命在许多国家相继完成，这些国家的疾病死亡谱已发生了根本性的变化，冠心病、肿瘤、卒中（中风）等慢性疾病替代传统的传染病和营养不良而成为主要死因。这种状况的形成主要不是生物致病因素所致，而是不健康的行为或生活方式、被严重污染的自然环境及有害的社会环境所致。面对这类疾病，采用控制传染病的防治方法显得十分无力。然而，实践证明，通过健康教育促使人们自愿采纳健康的生活方式与行为，降低致病危险因素来预防疾病、促进健康已初见成效。如通过健康教育，近 20 年来一些发达国家的冠心病发病率下降了 1/3，脑血管疾病下降了 1/2，吸烟率每年下降 1.1%。因此，健康教育作为卫生保健的战略措施，已受到全世界的公认和重视。美国疾病控制中心研究指出，如果美国

男性公民不吸烟，不过量饮酒，合理饮食和进行经常性锻炼，其预期寿命可望延长 10 年。美国用于提高临床医疗技术的投资，每年花费数以千亿计，却难以使全国人口预期寿命增加 1 年。因而，健康教育是一项投入少、产出高、效益大的保健措施，是最经济的健康促进和健康保护的有效策略。

大学生正处在青春发育后期，其行为模式、生活习惯和道德情操以及体质、精神等，仍处在不稳定状态，具有一定的可逆性。大学生的健康观，对健康所持的态度，以及生活方式、行为等，不仅会影响大学生自身的健康状况，而且对广大青年，对社会、国家的未来都有着极其重要的影响。在高校开展健康教育，是青年大学生个人的需要，并能使他们终身受益。大学生知识结构和健康素质的改善，有助于他们通过良好的卫生习惯和健康的生活方式带动、影响社会其他人群，成为健康教育的传播者和指导者，这无疑会对提高整个民族素质产生深远的影响。

二、健康教育的任务与要求

健康教育是以传授健康知识、建立卫生行为、改善环境为核心内容的教育。大学生健康教育的任务与要求主要包括以下几个方面：

（1）帮助大学生树立现代健康意识，使他们真正认识到健康不仅是躯体无病，而且要心理健康，社会适应能力良好及道德健康。

（2）掌握必要的疾病防治知识和急救方法，养成用脑卫生、运动卫生、环境卫生、性卫生、营养和饮食卫生等良好的卫生习惯，提高自我保健能力。

（3）使大学生认识到不健康的行为和生活方式，如吸烟、酗酒、膳食结构不合理、缺少体育运动等给自身健康带来的危害，帮助他们改变不健康的行为和不良的生活方式，消除或减少危险因素的影响。

（4）了解心理卫生知识，提高心理素质。大学阶段是大学生价值观、道德观、人生观形成的关键时期，面临多种选择和激烈的竞争，且处于个性发展的过程中。培养健康文明和积极乐观的生活态度，正确对待自己和善待他人，妥善处理生活事件与心理压力，提高对挫折的耐受能力与自我心理调节能力，维护心理健康，对大学生来说是非常重要的。

（5）增强对维护健康的责任感和自觉性。社会主义精神文明建设的重要任务之一，就是要提高全民族的科学文化水平，提倡文明、健康、科学的生活方式，摒弃社会风俗习惯中存在的愚昧落后的东西。因此，要使大学生强烈意识到健康是人生幸福的基本保障，是当代大学生成才的重要条件，增进健康是历史赋予大学生的使命，维护健康不仅是对自己负责，也是对社会负责。

三、《大学生卫生与健康教程》的学习方法

本课程主要采用课内与课外相结合、选修与讲座相结合、校内与校外相结合的教学模式，在学习中要注意掌握以下方法：

（一）理论联系实际

《大学生卫生与健康教程》所传授的卫生知识是与实际生活紧密相连的，应当把所学的卫生知识运用到日常生活中去，指导自己的具体行动。例如，在学习"行为与健康""环境与健康"时，要检查自己是否有吸烟、酗酒、随地吐痰、乱扔纸屑、折损树木等损害自身和环境卫生的行为，如何维护自身健康和保持环境的清洁卫生等。

（二）学以致用，突出实用

学习的目的在于运用，要突出健康教育的实用性，才能达到增进健康的目的。如学习了"用脑卫生"后，就要按照卫生的要求科学地用脑；学习了"心理卫生"后，就要注意自我情绪的调适，按照心理卫生的要求，妥善处理各种内在的或外在的矛盾冲突。通过实际运用，既可把"死知识"变成提高我们身体素质的"活动力"，又可提高我们的学习兴趣，巩固所学的知识。对专业性较强的医学知识作一般的了解，而对于具有很高实用价值的体温、脉搏、呼吸、血压的测量，徒手心肺复苏，中暑、淹溺、电击等的急救，运动创伤的临时包扎、护送以及常见症状和自我诊断，等等，则要重点掌握。

（三）多种形式并举

健康教育可采用各种不同的形式。教育部制定的《普通高等学校健康教育指导纲要》（简称《纲要》）提出，课堂教学是健康教育的主渠道，要按照《纲要》确定的原则、内容，因校制宜制定健康教育教学计划，开设课程，安排必要的课时，确定相应的学分。这说明健康教育是一门有组织、有计划、有教学目标、有专职教师和有效果检查评价的纳入教学体系的课程，是较正规的、效果也较好的一种形式。通过课程学习，我们可以获得系统科学的卫生与健康知识。同时，互联网时代也给我们多渠道获得卫生与健康知识提供了便利，我们可以通过广播、宣传栏、学生社团活动、校园网络、微博、微信等传统媒体和新兴媒体渠道学习卫生保健知识，参加学校组织的健康教育讲座和各类卫生主题宣传教育活动增进对健康生活方式及疾病预防知识和技能的了解。此外，还可以采取自学的方法，通过书报杂志、电视电影、红十字会活动、各种医疗救护培训班、各种卫生保健知识竞赛等，熟悉、了解和掌握卫生保健知识。系统的课堂学习与自我学习相结合，互相补充，不断促进，将会收到更好的学习效果。

第二章　人体与生命体征

第一节　人体的基本结构与功能

人体是个非常错综复杂的结构，由基本结构的细胞构成。细胞构成组织，组织构成器官，而器官构成系统，最后系统则形成了称为人的有生命的机体。

一、细胞

细胞是人体结构的基本单位，人体由数以千万亿计的细胞构成。细胞是构成有机体的形态结构及功能的基本单位，机体的各种生理机能和生化反应都是在细胞的基础上进行的。人体细胞都很小，要用显微镜才能看到。细胞大小差别也很大，人体血液中红细胞直径只有 $7 \sim 8 \ \mu m$，肝细胞直径大约是 $20 \ \mu m$，最长的细胞是神经细胞。细胞的外形也是多种多样的，一般与其所执行的功能以及所处的环境相适应，有圆形、扁平形、梭形等。

各种细胞尽管形态和功能不同，但在结构上都有共同的地方：由细胞膜、细胞核和细胞质三部分构成。细胞膜为细胞表面一层极薄的膜，使细胞具有一定的形态。它具有选择性的渗透能力，并与膜内外物质交换、接受刺激与传递兴奋等功能有密切关系。细胞核位于细胞中央，它与细胞遗传、蛋白质的合成有密切关系。细胞质是一种半流动性的胶状物质，内有中心体和线粒体，是细胞完成物质合成和分解的主要地方。

细胞如同自然界中的一切生物一样，有它的新生、繁殖、衰老与死亡。在正常人体内每时每刻都有大量的新生细胞不断代替或补偿衰老死亡的细胞，以继续保证人体内各种组织和器官的正常结构和功能。

二、组织

在长期进化过程中，细胞的形态和功能逐渐分化，细胞之间产生了细胞间质。分化后的细胞与细胞间质组成的一定形态的结构称为组织。根据组织的结构、机能和发生不同分为上皮组织、结缔组织、肌组织和神经组织。

上皮组织被覆盖在身体表面或衬在管道器官和囊腔的内面，有吸收、排泄、保护等功能；上皮组织分为被覆上皮、腺上皮、感觉上皮。

结缔组织分布于全身各处，具有连接、支持、营养等功能。

肌组织主要由肌细胞构成，人体的各种动作如躯体的随意运动，消化道的蠕动，呼吸道和血管的舒缩，心脏的跳动都是肌细胞舒缩的结果。

神经组织是神经系统的主要组成部分，它的作用是完成各种反射活动，协调和统一人体的各种功能活动，保证人体内外环境的高度统一。

三、器官

具有一定功能、在形态上有一定特点的几种组织构成了器官。如心脏、肺脏、肾脏、脾脏、胃、肠、膀胱、血管等。

各种器官的功能各有不同。心脏是全身血液循环的动力。肺脏有气体交换的功能。肝脏是一个生化综合加工厂，很多体内物质在肝脏合成和解毒。肾脏有排泄尿液和排出毒物的功能。胃是容纳食物和消化食物的器官。

四、系统

一系列结构与功能相似的器官共同执行某一种完整的生理功能，成为一个系统。如口腔、胃、肝、小肠、大肠、肛门等组成消化系统。

人体由多种功能不同的系统组成，并通过它们的协调运动共同完成整体生理功能。这些功能包括消化、吸收、呼吸、循环、泌尿等内脏功能与生殖功能，统称植物性功能。另外，运动、感觉、思维等则为动物性功能。而这些功能的完成是通过人体内三种调节机制来完成的，即神经调节、体液调节以及器官、组织、细胞的自身调节。其中神经调节是人体内最主要的调节机制。

第二节　人体的器官与分布

从外形上，人体分成十个局部，每个局部又可分为若干个小的部分。人体重要的局部有：头部（包括颅、面部），颈部（包括颈、项部），背部，胸部，腹部，盆腔会阴部（后四部合称躯干部）和左上肢、右上肢与左下肢、右下肢。

人体的诸多器官按功能的差异，分类组成八大系统：运动系统、消化系统、呼吸系统、泌尿系统、生殖系统、脉管系统（包括心血管系统和淋巴系统；感觉器）、神经系统、内分泌系统。

一、运动系统

运动系统由骨、关节(图 2 - 1)和骨骼肌(图 2 - 2)组成，约占成人体重的 60%。全身各骨由关节相连形成骨骼，构成骨支架，支持体重，保护内脏，赋予人体基本形态。骨骼作为肌肉收缩时的杠杆，肌肉收缩时可牵动骨骼，使身体各部以关节为轴产生一定运动。成人全身骨骼共 206 块，按其所在部位可分为颅骨、躯干骨和四肢骨三部分。按骨的形态可分长骨、短骨、扁骨和不规则骨四类。

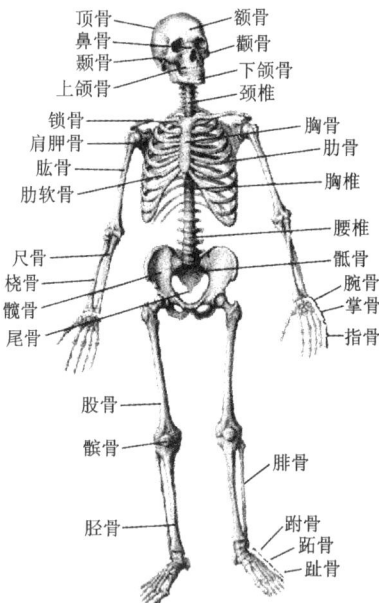

图 2 - 1　全身骨骼图

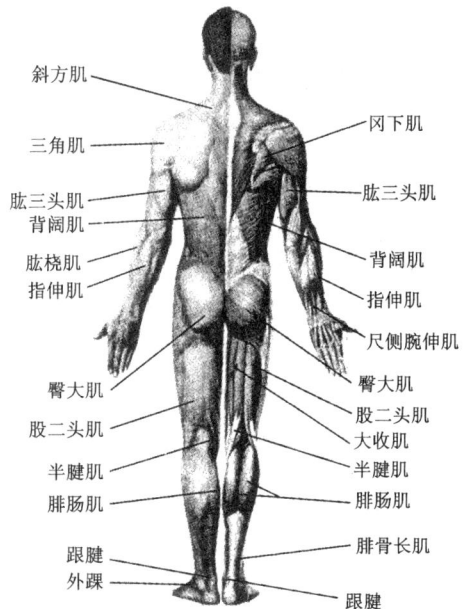

图 2 - 2　全身肌肉图

(一)骨

骨由骨质(骨松质、骨密质)、骨髓(红骨髓、黄骨髓)、骨膜构成。骨质是骨的主要组成部分，骨小梁的排列与骨承受压力和张力方向一致，因而能承受较大的重量。骨髓充填在骨髓腔中，有造血功能。临床上通过骨髓穿刺作为诊断某些血液病的依据。骨膜在骨的表面有丰富的血管和神经，对骨质有营养作用。

（二）关节

骨与骨之间由纤维结缔组织、软骨或骨关节形成骨连接。按骨连接的不同方式可分为直接连接和间接连接两大类。

直接连结较牢固、不活动或少许活动，这种连结分为纤维连结、软骨连结和骨性结合。

间接连结称关节或骨膜关节，是骨连结的最高分化形式。以相对骨面间相互分离，具有充以滑液的腔隙，仅借其周围的结缔组织相连结，因而一般具有较大的活动性。膝关节囊和膝关节韧带分别如图2-3和图2-4所示。

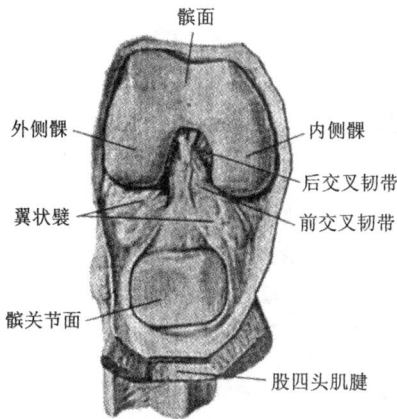

图2-3　膝关节囊

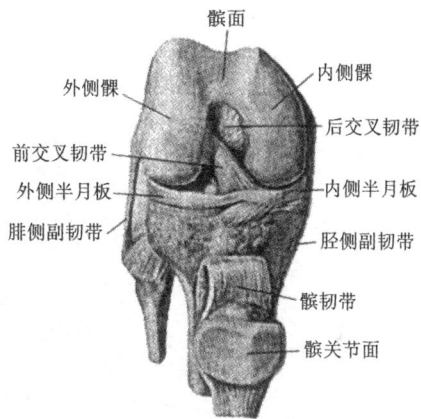

图2-4　膝关节韧带

（三）肌肉

根据构造不同，肌组织可分为平滑肌、心肌和骨骼肌。平滑肌分布在内脏的中空器官和血管壁，舒缩缓慢而持久；心肌为构成心壁的主要部分；骨骼肌主要存在于躯干和四肢，收缩迅速而有力，但易疲劳。心肌与平滑肌由自主神经支配，少数附着于皮肤，称为皮肌。肌肉在人体内分布极为广泛，有600多块，约占体重的40%。

二、消化系统

消化系统由消化管和消化腺组成（图2-5）。消化管包括口腔、咽、食管、胃、小肠、大肠、肛门。消化腺按体积大小和位置不同可分为大消化腺和小消化腺两种。大消化腺位于消化管壁外，是独立的器官，包括大唾液腺、肝和胰腺。小消化腺分布于消化管内，位于黏膜层或黏膜下层，包括颊腺、舌腺、食管腺、胃腺和肠腺。它的主要功能是摄取食物，对食物进行消化吸收。食物进入消化道后，经过磨碎，与消化液混合，分解成可吸收的营养物质，为机体的生长发育和活动提供能量，不能吸收的糟粕形成粪便排出体外。

口腔是消化道的起端，内有口唇、颊、腭、牙、舌及唾液腺（腮腺、下颌下腺、舌下腺）的开口。咽是消化和呼吸的共同通道。食管上接咽下通胃，分颈部、胸部和腹部三段，长 24～25 cm，食物通过食管进入胃部。

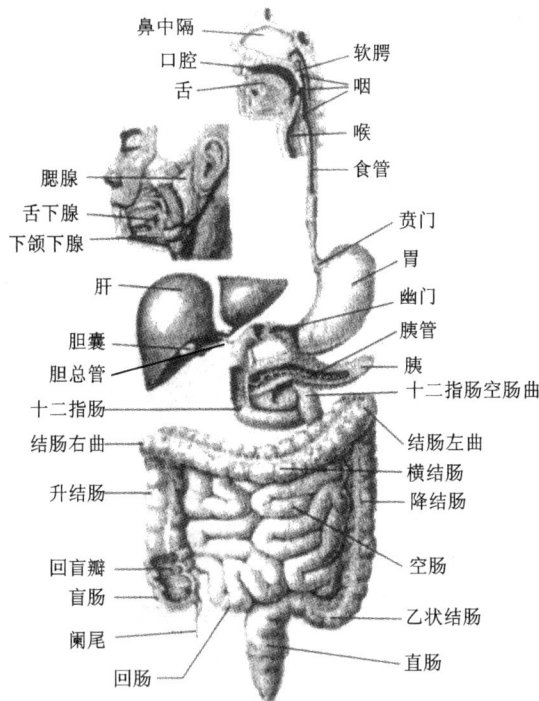

图 2-5　消化系统图

胃位于上腹部及左季肋部，上连食管下续十二指肠，成人胃的容量约1500 mL，它的功能是收纳食物和消化食物。

小肠是消化管中最长的一段，成人长 5～7 m，上端起于胃，下端接续盲肠，分十二指肠、空肠和回肠三部，临床上通常把十二指肠以上称作上消化道，空肠以下称为下消化道。

大肠分为盲肠、升结肠、横结肠、降结肠、乙状结肠和直肠，末端叫肛门。盲肠后下方附有阑尾，阑尾炎是最常见的腹部疾病之一。

肝脏是人体最大的消化腺。成人肝重量男性为 1154～1447 g，女性为 1029～1379 g。肝脏位于右季肋部，肝下界一般与肋弓平齐及剑突下 3 cm 处，所以正常情况下是触不到肝脏的。如能触及，说明肝脏大，应及时做肝功能各项检查，以便及早确诊病因。肝脏分泌胆汁，参与蛋白质、脂类、糖类和维生素等物质的合成、转化与分解，而且还参与激素药物等物质的转化和解毒，可促进脂肪的消化和吸收。肝还有吞噬、防御以及在胚胎时期造血等重要功能。肝是重要的代谢器官。胆囊有储存和浓缩胆汁的功能。胰腺是第二大消化腺，由外分泌部和内分泌部组成。胰的外分泌部能分泌胰液，内含多种消化酶（蛋白酶、脂肪酶及淀粉酶等），有分解消化蛋白质、脂肪和糖类等作用；其内分泌部即胰岛，散于胰实质内，胰尾部较多，主要分泌胰岛素，调节血糖。

三、呼吸系统

呼吸系统由呼吸道和肺组成（图 2-6）。通常称鼻、咽、喉及气管分叉以上为上呼吸道，气管分叉以下和各级支气管为下呼吸道。肺由实质组织和间质组成。前者包括支气管树和肺泡；后者包括结缔组织、血管、淋巴管、淋巴结和神经等。肺的主要功能是进行气体交换，即吸入氧气，排出二氧化碳。

鼻分为外鼻、鼻腔和鼻旁窦三部分。它既是呼吸道的起始部，又是嗅觉器官。鼻腔是由骨和软骨围成的腔，内衬黏膜。鼻中隔上的纤毛与丰富的毛细血管和腺体能湿润与温暖空气，并可清除空气中的灰尘和细菌。鼻中隔的前下部黏膜内血管特别丰富，是鼻出血的常见部位。鼻旁窦是鼻腔周围含气的骨质空腔，它们以小开口与鼻相通，腔内衬以黏膜并与鼻腔黏膜相移行。鼻旁窦有四对，左右对称排列，称额窦、筛窦、蝶窦、上颌窦，能温暖与湿润空气，对声音产生共鸣。

咽自上而下分别与鼻腔、口腔、喉腔相通。喉由软骨与喉肌构成，既是呼吸管道，又是发音的器官。气管和支气管由气管软骨、平滑肌和结缔组织构成，有弹性，是连接咽喉与肺的管道，支气管的各级分支犹如树枝状，愈分愈细，最后以毛细支气管与肺泡相通。支气管黏膜分泌黏液能粘住吸入肺内空气中的灰尘和细菌，然后以痰的形式咳出。

肺位于胸腔，在膈肌上方、纵隔的两侧。肺的表面覆盖脏胸膜，胸壁内侧有壁胸膜,脏胸膜与壁胸膜形成胸膜腔,胸膜腔内呈负压,有少许浆液,可减少摩擦。胸膜被破坏可引起气胸。肺分左肺和右肺,左肺分两叶,右肺分三叶。肺由输送气体的肺内各级支气管和完成气体交换的大量肺泡构成。肺泡之间的丰富毛细血管网对气体交换起了重要作用。

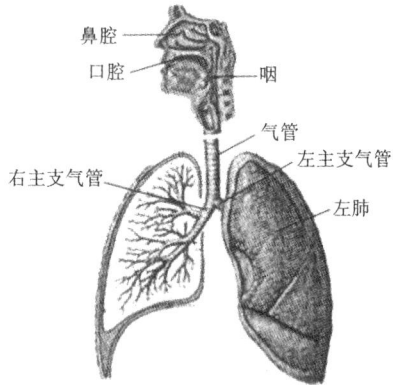

图 2-6 呼吸系统图

四、泌尿系统

泌尿系统由肾、输尿管、膀胱、尿道组成(图 2-7)。其主要功能是排出机体新陈代谢中产生的废物和多余的水,保持机体内环境的平衡和稳定。肾还有内分泌功能,产生促红细胞生成素、对血压有重要影响的肾素及能调控钙和维生素 D 衍生物代谢的羟胆钙化醇等物质。

肾是实质性器官,左、右各一,形似蚕豆,位于腹后壁。受肝脏的影响,右肾较左肾低 1~2 cm。肾实质可分位于表层的肾皮质和深层的肾髓质。髓质中肾乳头开口于肾盏,肾盏集合成肾盂,逐渐变细移行于输尿管。肾产生尿液,是人体代谢产物的排泄器。

输尿管是成对的,是位于腹膜外位的肌性管道,起于肾盂末端,终于膀胱。长 20~30 cm,管径平均 0.5~1.0 cm,最窄处只有 0.2~0.3 cm。输尿管全长有三个狭窄部位,第一个位于肾盂移行至输尿管

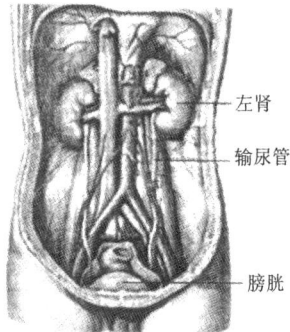

图 2-7 泌尿系统图

处,第二个在跨过髂血管处,第三个在斜穿膀胱壁处。这些狭窄处均是泌尿系统结石易滞留的部位。

膀胱是储存尿液的肌性囊性器官,其形态、大小、位置和壁的厚度随尿液充盈程度而异。膀胱的位置基本在盆腔内。一般正常成年人的膀胱容量为 350~500 mL。尿量 400 mL 时有尿急感觉,超过 500 mL 时,因膀胱张力过大

而产生疼痛。膀胱的最大容量为 800 mL。女性的膀胱容量小于男性。男性和女性尿道在功能和形态上都不同，女性尿道短，为 3 ~ 5 cm，直径约0.6 cm，所以易患泌尿系统的逆行感染。男性尿道自膀胱尿道内口通过阴茎至尿道外口全长约 20 cm，它除了排尿功能外，还有排精作用。

五、脉管系统

脉管系统是封闭的管道系统，包括心血管系统和淋巴系统，分布于人体各部。心血管系统由心脏、动脉、毛细血管和静脉组成，血液在其中循环流动。淋巴系统包括淋巴管道、淋巴器官和淋巴组织。淋巴液沿淋巴管道向心流动，最后汇入静脉，故淋巴管道可视为静脉的辅助管道。脉管系统的主要功能是物质运输，即将消化系统吸收的营养物质和肺吸入的氧气运送到全身器官的组织细胞，同时将组织和细胞产生的代谢产物及二氧化碳运送到肾、肺和皮肤，排出体外，以保证机体新陈代谢的不断进行；内分泌器官和分散在体内各处的内分泌细胞所分泌的激素以及生物活性物质由脉管系统输送，脉管系统本身也有内分泌功能，作用于相应的靶器官，以实现机体的体液调节。脉管系统对维持机体内环境，保持理化特性的相对稳定以及防守功能等均有重要作用。

心血管系统包括心脏、动脉、毛细血管和静脉。血液循环由体循环和肺循环组成（图 2 - 8）。在神经体液调节下，血液沿心血管系统循环不息。血液由左心室搏出，经主动脉及其分支到达全身毛细血管。血液在此与周围组织和细胞进行物质和气体交换。再通过各级静脉，最后经上、下腔静脉及冠状窦返回右心房。这一循环途径称体循环（大循环）。血液由右心室搏出，经肺动脉干及其各级分支到达肺泡毛细血管进行气体交换，再经肺静脉进入左心房。这一循环途径称肺循环（小循环）。大、小循环同时进行，大循环以动脉血滋养全身各部器官，再将代谢产物和二氧化碳运回心脏；小循环通过肺，主要使静脉血转变成氧饱和的动脉血。

心脏位于胸腔正中偏左侧，由心肌构成，分四个腔，左右心房、左右心室被房间隔和室间隔分开，心房与心室之间借瓣膜隔开。随着心脏收缩，瓣膜可以关闭和张开，保证血液定向流动。心脏有自己的传导系统，使心脏各部活动协调一致，从而保证心脏有节律地跳动。

把血液从心脏运送到全身血管的为动脉，它的管壁较厚，可分三层，有弹性，随着心脏搏动，动脉也随之舒缩。由心脏收缩和血管弹性所产生的压力就是血压。静脉起始于毛细血管，静脉腔中的静脉瓣只允许血液向上、向

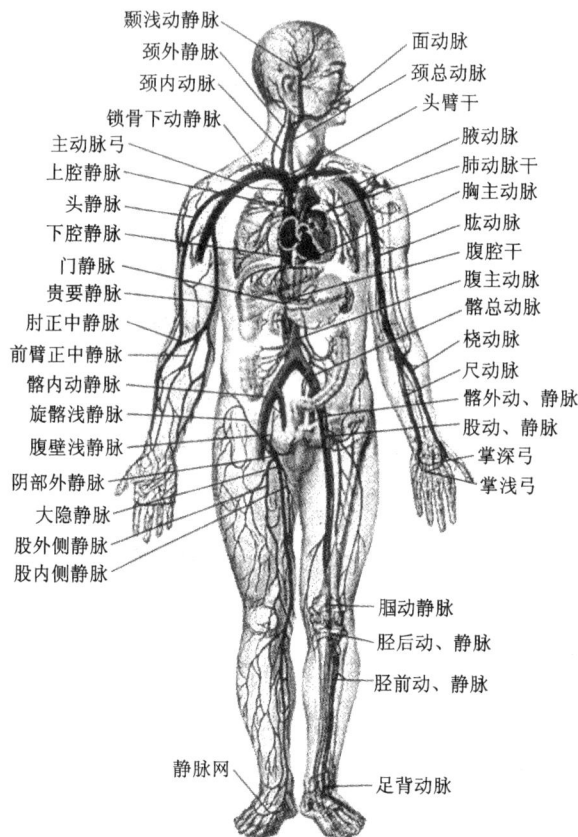

颞浅动静脉
颈外静脉
颈内动脉
锁骨下动静脉
主动脉弓
上腔静脉
头静脉
下腔静脉
门静脉
贵要静脉
肘正中静脉
前臂正中静脉
髂内动静脉
旋髂浅静脉
腹壁浅静脉
阴部外静脉
大隐静脉
股外侧静脉
股内侧静脉
静脉网

面动脉
颈总动脉
头臂干
腋动脉
肺动脉干
胸主动脉
肱动脉
腹腔干
腹主动脉
髂总动脉
桡动脉
尺动脉
髂外动、静脉
股动、静脉
掌深弓
掌浅弓
腘动静脉
胫后动、静脉
胫前动、静脉
足背动脉

图 2-8　循环系统图

心流动。静脉血液流动缓慢，压力较低。如静脉回流被阻碍则可发生静脉曲张。

淋巴系统由淋巴管道、淋巴组织和淋巴器官组成。淋巴管道可分为毛细淋巴管、淋巴管、淋巴干、淋巴导管。淋巴组织可分淋巴小结和弥散淋巴组织。淋巴器官包括淋巴结、胸腺、脾和扁桃体。淋巴管道和淋巴结的淋巴窦内含有淋巴液，称淋巴。除小肠绒毛中的中央乳糜池至胸导管的淋巴管道中的淋巴因含乳糜微粒呈白色外，全身淋巴液为无色透明。淋巴系统被看作静脉系统的辅助部分，各淋巴器官可以产生淋巴细胞和抗体，是机体重要的防御装置。

六、神经系统

神经系统是人体的最高司令部，由大脑、脊髓及与大脑和脊髓相连的12对脑神经和31对脊神经等组成。神经系统是人体结构和功能最复杂的系统，由数以亿计的相互联系的神经细胞所组成，在机体内起主导作用。其功能是：①控制和调节其他系统的活动，使人体成为一个有机的整体。如体育锻炼时，除了肌肉强烈收缩外，同时也可见呼吸加深加快、心跳加速、出汗等一系列变化，这些都是在神经系统的调控下完成的。②维持机体与外环境间的统一。如天气寒冷时，通过神经调节使周围小血管收缩，减少散热，使体温保持正常水平。因此，神经系统既能使机体感受外环境的刺激，又能调节机体适应内、外环境的变化，使机体能及时做出适当反应，以保持生命活动的正常运行。

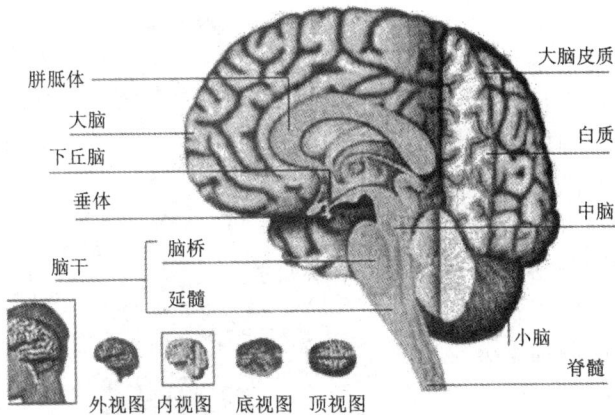

图2-9　神经系统图

脑位于颅腔内，它包括大脑、间脑、中脑、脑桥、延髓和小脑（图2-9）。

大脑分左右两半球，脑表面形成很多沟和回。大脑半球的浅层为大脑皮质，是管理人体运动、感觉、视觉、听觉、记忆、语言等人体功能活动的最高调节中枢。

间脑是调节内脏活动及感觉和内分泌腺分泌活动的中枢。

中脑、脑桥、延髓称为脑干，是大脑皮质联系脊髓和小脑的重要通路，是调节心血管活动和呼吸运动的"生命中枢"。除嗅神经和视神经外，其余

10 对脑神经都发自脑干。

小脑的功能是维持身体平衡，协调各种肌群运动。小脑受损出现步态不稳，运动失调。

脊髓位于脊柱管内，上端与延髓相连，下终于第 1 腰椎平面。它受脑的控制，完成各种简单的反射机能，如膝反射等。另外，还参与中枢的复杂传导功能，31 对脊神经从这里发出。

七、内分泌系统

内分泌系统是神经系统以外的一个重要的调节系统，包括弥散神经内分泌系统和固有内分泌系统(图 2 – 10)。其功能是将体液性信息物质传递到全身各细胞，发挥其对远处和相近的靶细胞的生物作用，参与调节机体各器官的新陈代谢、生长发育和生殖等活动，保持机体内环境的平衡和稳定。

弥散神经内分泌系统分为中枢部和周围部。

中枢部包括下丘脑—垂体和松果体细胞。下丘脑小细胞分泌促肾上腺素释放激素、胰岛素、神经加压素、去甲肾上腺素等。下丘脑大细胞分泌生长激素抑制激素、加压素和缩宫素。垂体远侧细胞分泌生长激素、黄体生成素、催乳素、促甲状腺素、促肾上腺皮质激素等，还产生很多人体需要的激素。

周围部包括分散在胃肠道、肺、脑、肝、心肌、泌尿生殖道、血管、血液等处散在的内分泌细胞，分泌很多激素。

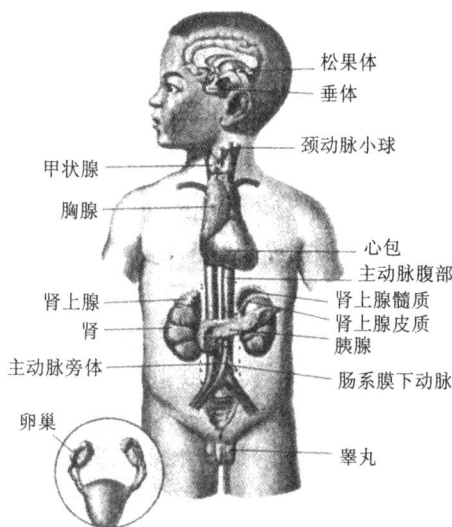

图 2 – 10　内分泌系统图

内分泌系统包括垂体、甲状腺、甲状旁腺、肾上腺、胰岛、松果体、胸腺和性腺等。其分泌物为激素，对人体的新陈代谢、生长、发育、生殖等发挥重要的调节作用。

垂体位于颅底蝶鞍垂体窝内，其功能是分泌加压素和缩宫素。加压素作用于胃，增加对水的重吸收，减少水分排出；缩宫素促进子宫收缩和乳腺泌乳。

甲状腺呈"H"形，分左右两叶，位于喉下部与气管上部两侧，其功能是分泌甲状腺素，调节机体基础代谢并影响生长和发育等。

甲状旁腺，位于甲状腺鞘之间，其功能是调节钙磷代谢，维持血钙平衡。

肾上腺是人体重要的内分泌腺，左右各一，位于左、右肾上的内上方，肾上腺皮质可分泌调节体内水盐代谢的盐皮质激素，调节碳水化合物的糖皮质激素，影响性行为和第二性征特征的激素。肾上腺髓质可分泌肾上腺素和去甲肾上腺素，它能使心率加快，心肌收缩力加强，小动脉血管收缩维持血压和调节内脏平滑肌的活动。

八、生殖系统

生殖系统的功能是繁殖后代和形成并保持第二性征，可分为内生殖器和外生殖器两部分。内生殖器由生殖腺、生殖管道和附属腺组成，外生殖器则以两性交媾的器官阴茎和阴道为主。

男性内生殖器由生殖腺（睾丸）、输精管道（附睾、输精管、射精管、男性尿道）和附属腺（精囊、前列腺、尿道球腺）组成。

睾丸是产生精子和分泌男性激素的器官，位于阴囊内，左右各一。附睾附于睾丸后上缘，主要功能是储存精子，供给精子营养，维持精子活动，促进精子成熟。

输精管是附睾的延续，它与精囊腺会合，通过前列腺与尿道排精，是输送精子的管道。

阴茎属外生殖器，由两个阴茎海绵体和一个尿道海绵体组成。皮肤在此形成包绕阴茎头的环行皱襞称包皮。平时阴茎软而细，在性交时变粗而勃起。

阴囊是阴茎根部下垂的皮肤样囊袋，内藏睾丸、附睾、输精管、皮下平滑肌纤维，用来调节囊内的温度，有利于精子生成和储存。

女性生殖器包括生殖腺（卵巢）、输送管道（输卵管、子宫和阴道）以及附属腺（前庭大腺）。

卵巢位于盆腔内，左右各一，是产生女性生殖细胞（卵子）和分泌女性激素的器官。

输卵管是输送卵子的肌性管道，长 10～14 cm，左右各一，由卵巢伞端连于子宫底两侧，输卵管与腹腔相通。

子宫是一个有腔器官，形似倒置的梨，位于盆腔中央，分底、体、颈。子宫是孕育下一代的地方，每月子宫内膜脱落形成月经。

阴道为连接子宫和外生殖器的肌性管道，是女性的交媾器官，也是排出月经和分娩的通道。

阴阜、大阴唇、小阴唇、阴蒂、阴道前庭等构成了女性外生殖器，又称外阴。

第三节　人体生命机能的规律

机体由数以亿万计分子量大小不等的分子组成。参与机体构成并发挥重要作用。生理大分子通常都有一定的分子结构规律，即由一定的基本结构单位，按一定的排列顺序和连接方式而形成的多聚体。蛋白质核酸是体内主要的生物大分子。酶是一类重要的蛋白质分子，是生物体内的催化剂，是机体进行新陈代谢的基本保证。人体生命特征包括新陈代谢、感应性、生殖和衰老。

一、新陈代谢

人体维持生命活动，不断进行更新，保持和调整内外环境的平衡，不断地从外界环境中摄取营养物质，以构成本身的成分并储存能量，同时不断地分解本身的成分以释放能量，并把废物排出体外，这个过程称新陈代谢。其中物质的合成和伴随的能量储存称为合成代谢，而物质的分解伴随能量释放为分解代谢。这些过程中的每个环节都由一系列酶参加的生化反应所组成。人的机体就这样在与环境进行物质和能量交换的基础上实现自我更新，进行各种生命运动。新陈代谢一旦停止，生命也就随之终结。

二、感应性

生物体在一定的环境中生活，能感受环境的变化并能对环境变化做出相应的反应，叫感应性（兴奋性）。引起刺激的物质有物理的、化学的和生物的等因素。神经能感受刺激和传导冲动，肌肉由于接受刺激而产生收缩运动；细菌和异物的刺激可引起白细胞和巨噬细胞的变形运动，并将其吞噬消化；在抗原物质刺激下一些细胞可以产生抗体等，这些都是感应性的表现。生物体对环境变化做出适宜反应是一切生物体普遍具有的功能，是生物体能够生存的必要条件。

三、生殖

生物体生长发育到一定阶段就具有产生与自己相似子代的能力，这种能力称为生殖。单细胞动物的生殖过程是简单的分裂，或较复杂的有丝分裂，分成两个子代细胞。亲代细胞核内的染色质将均匀分给两个子代细胞，其中脱氧核糖核酸将亲代的遗传信息也带到子代细胞内，于是子代细胞具有与亲代细胞相同的结构与功能。高级动物已经分化为雄性与雌性，人则分为男性和女性，其生殖过程比低等动物复杂得多。它是由两性生殖细胞结合以生成子代个体，父系和母系的遗传信息也分别由其生殖细胞的脱氧核糖核酸带给子代，所以子代保持着与亲代相似的特征。近亲结婚的子女容易得遗传病，就是因为他们同属一个祖父母或外祖父母，其遗传基因有 1/8 是相同的，致病的基因相遇机会大。因此，近亲禁止结婚。

四、衰老

在人的生命发展过程中，随着年龄增长，各器官系统的组成结构与生理功能逐渐发生衰退，整个有机体对内外环境的平衡能力逐渐降低，我们把这种状态称为衰老。

衰老是人一生中不可避免的。关于衰老的原因，目前有以下几种理论解释。

（一）磨损和伤害理论

德国科学家奥格斯特·威士曼博士在 1882 年第一次提出了这个理论，认为机体细胞磨损是过度地使用和滥用所造成的。如肝脏、胃、肾脏、皮肤等器官的损耗是由饮食和环境中毒素所造成的，即过多地摄入脂肪、糖、咖啡因、乙醇、尼古丁，接受来自太阳的紫外线，以及能造成机体紧张和压力的多种因素。磨损和伤害理论认为衰老不仅局限于器官，同时发生在细胞水平上。每个人的机体对磨损和伤害的反应是不同的，它依赖于人的生活方式和抵抗磨损伤害的能力。

（二）神经内分泌理论

这个由丹尔曼博士提出的理论，主要是从神经内分泌系统变化来探讨衰老过程。这个理论也借鉴了磨损伤害理论。在年轻时，各种内分泌系统功能都很旺盛，激素分泌较多，各种功能都很好。随着年龄增长，内分泌功能下降，机体各种功能就下降，从而出现衰老。

（三）基因控制理论

基因控制理论认为，人的衰老是先天设计好的，它集中于探讨 DNA 在人类衰老过程中的作用。每个细胞内 DNA 复制的障碍是造成机体衰老的原因。遗传基因在衰老中也起着很大的作用。每个人都有一个生物钟，那滴滴答答的钟声，带走我们分分秒秒的生命，注定在某一时间这个生物钟就要失控，意味着机体已走向衰老直到死亡。

（四）自由基理论

在抗衰老研究中，自由基理论的意义极为重要。它是由科学家杰斯曼在 1954 年第一次提出的，后来由内布拉斯加州大学医学院的哈曼博士发展了这一理论。自由基是人体必需的物质。神经传递冲动、激素合成正常的免疫功能、肌肉的收缩都需要自由基的存在。自由基损伤从人出生就开始了，年轻时影响较轻。随着年龄的增长，自由基损伤就占了上风，破坏了细胞代谢，还可使细胞发生变异，最终导致癌症和死亡。

生老病死是一条不以人们意志为转移的客观规律。如果我们想要活得更长久，就应该采取一些针对性的措施抵抗衰老：采取定期体检、适当体育锻炼、克服不良的生活方式和行为、科学饮食、保持身心愉快等手段来延缓衰老，提高生命质量。

第三章　心理与健康

第一节　心理健康

心理健康是指个体在各种环境中能保持一种良好的、高效而满意的、持续的心理状态，是人体健康的三大要素之一。心理健康者能正确地认识客观世界，正确地认识自我，并在改造客观世界的同时不断改造自己的主观世界，使两者保持协调和统一。

人是生理、心理与社会层面的统一。人不仅仅是一个生物体，而且是一个有着复杂的心理活动、生活在一定的社会环境中的完整的生命。人的心理健康是一种持续的、积极的心理状态，个体在这种状态下，能够很好地适应环境，其生命具有活力，能充分发挥其身心潜能。据此，人的心理健康水平大体可分为三个等级：一是一般常态心理，表现为心情愉悦，适应能力强，善于与别人相处，能较好地完成与同龄人发展水平相适应的活动，具有调节情绪的能力；二是轻度失调心理，表现出不具有同龄人所应有的愉快心情，与他人相处感困难，生活自理能力较差，经主动调节或通过专业人员帮助后可恢复常态；三是严重病态心理，表现为严重的适应失调，不能维持正常的生活和工作，如不及时治疗可能恶化成为精神疾病。

所谓心理健康是内部心理和外部行为和谐协调并适应社会原则和职业要求的一种良性状态。具体地说，就是指人的认识、情感、意志、行为的和谐协调，心理的内容与客观世界保持统一，并能促使人体内、外环境平衡和促使个体与社会环境相适应，由此不断地发展健全的人格，提高生活质量，保持旺盛的精力和愉快的情绪。

一、心理健康的评价原则

（一）心理与环境的同一性

心理是客观现实的反映，任何正常的心理活动和行为，无论其形式和内容都应与客观环境保持一致性，即同一性。人的心理或行为只要与外界失去同一性，就难以为人所理解。例如，有人由于自我想象而出现似乎与神对话的幻觉。有人在寂静山寺修行面壁，由于感知觉剥夺持续一定时间并达到一定程度而产生似乎进入仙境的幻觉。这种出现幻觉的状态就是不正常。

（二）心理与行为的统一性

一个人的认知、体验、情感和意志行为在自身是一个完整的、协调一致的统一体，这种统一性是确保个体具有良好社会功能和有效地进行活动的心理学基础。例如，一个人遇到一件令人庆幸的事，应有愉快的情绪体验及相应的表情，并用欢快的语调和行为来表达。如果一个人用低沉不快的语气诉说一件愉快的事，或者对痛苦的事做出欢快的反应，就是不健康的异常状态。

（三）人格的稳定性

人格是一个人在长期的生活经历过程中形成的独特的个性心理特征。个性心理特征形成之后就具有相对的稳定性，并在一切活动中显示其区别于他人的独特性，在没有重大的变故情况下，一般是不易改变的。如果一个爽朗、乐观、外向的人突然变得沉闷、悲观、内向，就要考虑他是否出现心理异常，因为这说明他的心理已经偏离了正常轨道。

二、大学生心理健康的标准

（一）智能良好

智能是人们对客观事物的认识和运用知识、经验、技能解决问题的能力的综合。"智"是对客观事物的认识，"能"是运用知识、经验、技能解决问题。"智"有先天性的遗传因素，"能"是受教育的结果。能考入大学，我们的"智"没有问题，关键在于"能"。随着年龄的增长，社会阅历的增多，受教育程度的提高，我们的"智"在不断完善，"能"在不断提高。

大学生的智能良好至少应体现在两个方面：一是科学精神与人文精神并重。科学精神是在对科学知识的求真与求证过程中逐渐培养起来的，人文精神是在自觉不自觉地接受文化熏陶中建立起来的。科学精神的基础，包括自然科学知识、人文科学知识和社会科学知识。我国许多综合性大学，之所以学科齐全、文理渗透，目的之一就是为了培养我们科学精神与人文精神并重。尤其是学习自然科学的大学生，更需要接受文史哲艺这些人文知识的熏陶。二是综合素质高。上大学最重要的目的是通过大学的课程学习，学会发现问题、认识问题、分析问题、解决问题，提高综合素质。

（二）自我意识充分

自我意识是人格的核心，是人对自己与周围世界关系的认识和体验。心理健康的大学生在评估自己的反应能力或面对现实时，比较客观，不高估自己的能力，不轻易承担超过自己能够胜任的任务，也不低估自己而逃避任务。

了解自我和悦纳自我使一个心理健康的人能够体验到自己存在的价值，既能了解自己又能接受自己，有自知之明，即：对自己的能力、性格和优缺点都能做出恰当的、客观的评价；对自己不会提出苛刻的、过分的期望与要求；对自己的生活目标和理想也能定得切合实际，因而对自己总是满意的；同时，努力发展自身的潜能，即使对自己无法补救的缺陷，也能安然处之。

（三）善于协调与控制自己的情感

情感是人对客观事物认识的内心体验的外在反映。人的情感活动，有喜怒哀乐的倾向性，需要表现出来，但表现要与外界环境协调。心理健康的人在通常情况下，其内部心理结构总是趋于平衡和协调的，既有适度的情绪表现，又不为情绪所左右而言行失调。人具有自控情绪的能力，即表明其中枢神经系统运行正常，身心各方面处于一种协调状态。

情感是人与人交流的第一个信号，喜怒要恰当形于色，不论遇到什么事总能适度地控制自己的喜怒哀乐，既不会得意而忘形，也不易悲观失望。对他人没有过分的要求，少有烦恼和不快，精神状态饱满、乐观。在遇到困难与挫折时，能泰然处之，情绪稳定而乐观，常向光明看，不往"黑暗处"钻；热爱生活，积极向上，对未来充满希望，遇到烦恼能自行解脱，不自寻烦恼或自我折磨。一般能处理好自己与他人的关系，少有麻烦、别扭的事情引起自己心理的不快。

（四）具备良好的意志品质

意志是自觉确定目的，支配自己克服困难去实现目的的心理过程。意志是人特有的。意志健全的主要标志是行为的自觉性、果断性和意志的顽强性。心理健康的人，无论做什么事，都有明确的目的，能坚定地运用切实有效的方法解决所遇到的各种困难和问题。不优柔寡断，裹足不前；也不轻举妄动，草率行事。意志顽强的人，能较长时间保持专注并控制行动去实现某一既定目标，不屈不挠，不达目的绝不罢休。

大学生从入校开始，就要主动适应新校园的学习和生活，根据学籍管理的有关规定，对大学学习阶段进行比较具体的学业规划。突出专长，提高综合素质，形成核心竞争力。在实现理想的过程中，努力克服困难，排除干扰。

（五）人际关系和谐

良好人际关系的建立是心理健康者与外界正常交往的结果，是个体在自己和他人的交往中能接纳自我并接纳他人，对集体具有一种休戚相关、荣辱与共的情感，是在与人相处时积极态度（如尊敬、信任、喜悦等）多于消极态度（如嫉妒、怀疑、憎恶等）。我们从各地来到学校，要适应新的集体相处的环境，首先要解决的问题是人际关系的和谐问题。

大学生人际关系的和谐是指有一个相对稳定的、相对广泛的人际交往圈，能在交往中保持独立完整的人格，能宽以待人，懂得尊重他人，在人际交往中表现出主动、坦诚的品行。

（六）能动地适应、改造现实环境

适应社会是绝对的，改造社会是相对的，重点是适应。新生来到大学，当务之急是适应大学的学习生活，只有在适应的基础上才能局部地改造。很多大学生有个毛病，喜欢把幻想的东西当成现实去努力，急于求成。比如学习计划定得过于理想，而现实和理想总是存在很大差距，一旦遇到挫折，要么心浮气躁，要么悲观失望。要改变命运，提高学业成绩，需要我们在适应环境的基础上，发挥主观能动性，一步一个脚印地改造现实。

（七）人格完整和健康

人格是人在社会生活当中的总体心理倾向。大学生的人格健全与否，体现在这样几个方面：一是构成要素要完整，不能有缺陷。比如不愿搭理他人，喜欢一个人关起门来闷头胡思乱想，这样的人至少缺少人际交流。二是人格的同一。生理上的我和心理上的我必须是一个，不能混乱，不能分离。如果是两面人，则为变态人格。比如，某重点大学的一位学生，学习成绩非常好，能保送读研究生，但他却为了测试熊的嗅觉，向动物园的大狗熊泼硫酸，这就是人格缺陷的表现。三是要有积极进取的人生观。人生观是人对人生、客观环境的认识与评价。比如对于人生的意义，消极悲观者认为，生就意味着死，人都得死，既然活一天少一天，何必还坐在这儿学习呢？积极进取者认为，人与人的生活质量是不一样的，必须通过自身的努力去改变现状，对社会的索取与付出是成正比的。大学生既要有远大的理想，又要有近期的目标，有积极的人生态度。

（八）心理年龄和生理年龄适应

有的大学生，思想和知识方面的心理发育超前，但适应社会生活方面的心理发展跟生理发育不一致。心理健康的人，总能和社会保持良好的接触，能正确地认识环境，处理好个人和环境的关系；能了解各种社会规范，自觉地用这些规范来约束自己，使个体行为符合社会规范的要求。另外，心理健康者还能动态地观察各种社会生活现象的变化以及这些变化对自己的要求，故能较好地适应社会生活。

第二节 大学生的心理特点

大学生的平均年龄一般在20岁左右，正是个体生理发育成熟的阶段。这个时期他们的身高从急剧变化到基本停止增长，体重持续上升，肌肉高度发达，体力增强，内脏器官功能基本完善，性器官和性功能成熟，大脑发育也基本成熟，心理得到了迅速发展。西南大学的张大均教授总结他十多年研究青年及大学生心理发展的成果，归纳出大学生心理的四大特点。

一、过渡性

青年期是由少年向成人过渡的时期，其心理发展的基本特征之一是过渡性。从心理发展水平看，多数大学生的心理正处在迅速走向成熟又未完全成熟的时期。从心理过程看，认知迅速发展，达到相对成熟。认知的核心要素思维已由经验型向理论型转化，并稳步地发展；情感从激情体验、易感状态逐步升华，过渡到富于热情，社会道德感和责任感增强；在意志行动上则从容易冲动发展到具有一定的自控力，形成了相对稳定的行为习惯。从个性心理发展看，性格、能力等个性心理特征都达到相对稳定和成熟的水平；理想、信念、自我意识等个性意识倾向性已接近成人的水平。

二、矛盾性

从中学进入大学，意味着独立生活的开始，这势必导致大学生行为方式、生活方式的改变，引起他们内心世界的深刻变化，产生一系列的心理矛盾与冲突。这是由于中学时代形成的心理结构已远远不能适应新的学习生活的要求，而新的更高层次的心理结构又尚未完全形成和稳定。因此，在校大学生心理的发展充满着新与旧、肯定与否定、适应与不适应的矛盾。在校大学生心理发展的矛盾性，归纳起来主要有：①理想我和现实我的矛盾；②强烈的交往需要与闭锁性的矛盾；③强烈的求知欲与识别力低下的矛盾；④广泛的兴趣与职业定向的矛盾；⑤独立性与依赖性的矛盾；⑥个体社会理想与现实的矛盾；⑦强烈的性意识与正确处理同异性关系的矛盾。

三、可塑性

青年期是人生各种心理活动异常活跃、急剧变化的时期，存在着不稳定、可塑性大的特点。在认识方面容易偏执；在情绪方面易走极端；在意识方面有时执拗；在个性方面，虽然许多个性品质已基本形成，但容易受外界或生活情境的影响。这些都是在校大学生心理发展中可塑性特点的表现。

四、差异性

大学生心理发展的差异性包含两个方面的意思：一是指大学生个体之间心理发展存在差异。这种差异表现在，在发展速度上有快有慢，在发展水平上有高有低，在发展的质上有优有劣，在发展的量上有多有少。二是指不同年级大学生心理发展的特点有明显的差异性。据研究，不同年级大学生的心理主要有以下特点：

（一）大学新生的心理特点

大学新生，抱有渴望成长的愿望，他们带有"理想化""盲目自信""佼佼者""胜利者"及"依赖性"心理。在大学生活环境适应期内，一旦遇到不是"理想"中的现实，就会引起复杂的心理矛盾。突出的心理矛盾是：自豪感与自卑感交织；新鲜感和恋旧感交织；轻松感与紧张感交织；奋发感与被动感交织。

（二）中年级大学生的心理特点

大学中年级是大学生全面发展、成才定型的关键时期。这个阶段的大学生普遍产生了顺应感、竞争感、自信感。其突出的心理特点是：成才道路的选择与理想的树立，逐步形成了人生观；学习目的的实现与学习态度、学习方法的掌握，逐步形成了学习心理结构；思维活跃、参与社会生活程度与实际能力的提高，逐步形成了独立自主能力；广泛交际，选择朋友，群体归属感增强。

大学中年级是大学生人生观形成、决定大学生能否成才、实现教育目标的关键时期，也是大学生接触社会问题、政治问题，熟悉学校教育、教学、管理、生活，考虑个人前途及恋爱问题较多的时期。如果在这些问题上处置不当，就会导致心理矛盾的激化，产生心理障碍，因此，需要得到帮助和引导。

（三）高年级大学生的心理特点

高年级大学生一般都比较成熟，个性得到发展，能够理智地对待各种问题，已处于走向社会的准备阶段。他们大都存在紧迫感、责任感和忧虑感，这些都与个人的前途有关。据上海某大学的调查，第四学年的大学生，在就业问题上有心理负担的占41.0%，其中女生达到71.4%，反映出进入社会前复杂的心理活动。由于即将走向社会，处于实现人生抱负的起始阶段，心理上难免陷入了"临战前夕"的紧张状态，可能在思想上发生较大波动。

第三节　人格与健康

人格是用来描述个体心理差异的，是个体心理特征的总和。人格的内涵很丰富，主要包含性格和气质等成分。性格表现在人的态度和行为方面的特征，主要由后天学习和生活锻炼而形成，是人格的重要组成部分。气质俗称脾气，由先天遗传，加上后天影响所形成，如情绪体验的快慢、强弱以及动作反应的敏感或迟钝，就属于气质范畴。

了解人格特征，可以预测个体在特殊情况下的行为反应，而且不同的人格可能表现出不同的患病倾向。近代研究表明，A型行为与冠心病明显相关，被认为是易患冠心病的危险因素。精神病学上，病人的人格不仅决定了他患病后的行为，而且为某种精神疾病的发生准备了基础。强迫症病人常有某种焦虑、刻板、固执、自信不足的精神衰弱人格；癔症病人常有情感不稳、易受暗示、自我中心的表演性人格。

人格的差异有不同的程度，有些人的人格较为健全，在面对应激性事件时，依然能够很好应对；有些人的人格较为脆弱，在应激事件作用下，易于发生神经症性障碍。对于细小的事情总是忧虑的人，在困难的情境中更容易产生焦虑性障碍，而相同的情境对其他人却没有这种影响。如果人格更为脆弱，那么，异常行为可能在没有应激性事件的情况下出现。

由于人的人格特征存在许多差异，于是有人将人格类型分为内倾和外倾两类。孤僻好静、自负清高、不苟言笑、不善交友、不爱劳动、不肯合群、不喜欢参加集体活动、对人冷淡、胆小怕羞、生性多疑、多思多虑、怕负责任、有时想入非非、脱离现实，是内倾人格的典型特征。外倾人格的特征则与此相反。一般认为内倾人格患病多为精神分裂症，而外倾人格患病多为躁狂抑郁症。

人格障碍的类型有很多，目前尚无统一公认的分类。1986 年，世界卫生组织在日内瓦提出了下列人格障碍分类。

一、偏执型人格障碍

偏执型人格障碍的特点是对自己的能力估计过高，惯于把失败归咎于别人，对批评或挫折过分敏感，对侮辱和伤害不能宽容，长期耿耿于怀。多疑，易将别人无意的或友好的行为误解为敌意或轻蔑而产生歪曲体验。好胜心强，有强烈的自尊心，看问题主观片面，工作和学习上往往言过其实，生性嫉妒。在失败的时候时常迁怒于人而原谅自己，往往认为自己成了别人的牺牲品。

二、分裂型人格障碍

分裂型人格障碍的特点是情绪冷淡，缺乏亲切感，不能表达对他人的温暖、体贴以及愤怒，对赞扬或批评无动于衷，没有愉快的情感体验，缺乏亲密、信任的人际关系，过分沉湎于幻想，孤僻自处，行为怪僻。

三、病态人格

病态人格的特点是行为与整个社会规范相背离而引人注目。这种人对他人的感受漠不关心，缺乏同情心，忽视社会道德规范、行为准则和义务，长期的行为不负责任。他们的认识完好，但行为未加深思熟虑，不考虑后果，常因微小刺激便引起攻击、冲动和暴行。他们从无内疚感，不能从经验中吸取教训，一犯再犯而不知改悔。不能与他人维持长久的关系，容易责怪他人，或为自己的粗暴行为进行辩解。

四、暴发性人格障碍

暴发性人格障碍的特点为对事物往往做出暴发性反应，稍不如意就火冒三丈，易于暴发愤怒冲动或与此相反的激情。行为有不可预测和不考虑后果的倾向，不能在行动之前事先计划，有不可预测和反复无常的心境，行为暴发时不可遏制。易与他人发生争吵，尤其在行动受阻或受批评时。

五、癔症型人格障碍

癔症型人格障碍的特点是感情用事，戏剧性地、过分夸张地自我表演，暗示性增高，行为易受他人影响。情感表浅，容易变化。以自我为中心，自我放纵，不为他人着想，好炫耀自己，不断渴望受人赞赏，感情易受伤害，追求刺激，富于幻想，说谎欺骗，操纵他人为自己的需要服务。

六、强迫型人格障碍

强迫型人格障碍的特点是刻板固执，做事循规蹈矩，墨守成规，不会随机应变。优柔寡断，由于个人内心深处的不安全感导致怀疑和过分谨慎。要求十全十美，但缺乏自信，导致过度的反复核对，过分注意细节，以致忽视全局。由于过分谨慎多虑，过分专注于工作成效而不顾消遣和人际关系，易产生强迫症状和焦虑忧郁反应。

七、焦虑型人格障碍

焦虑型人格障碍的特点是懦弱胆怯，自幼表现胆小，易惊恐，有持续和广泛的紧张、忧虑感觉。敏感羞涩，对任何事情都表现惴惴不安，有自卑感，常不断追求受人欢迎和被人接受，对排斥和批评过分敏感。日常生活中惯于夸大潜在的危险，有回避某些活动的倾向。

八、依赖型人格障碍

依赖型人格障碍的特点是缺乏独立性，感到自己无助、无能和缺乏精力，特别害怕被人遗弃，将自己的需求依附于别人，过分顺从于别人的意志，要求和容忍他人安排自己的生活，当亲密关系终结时则有被毁灭和无助的体验，有一种将责任推给他人来对付逆境的倾向。

第四节　情绪与健康

一、情绪的性质

情绪是一种复杂而又高级的心理活动，是具有独特性的心理现象。它是人对客观事物的态度体验，是人脑对客观事物与人的需要之间关系的反映。人的情绪不同于认识活动，它具有丰富多彩、变化无常、起伏较大的特点，既有喜、怒、哀、乐、悲、恐等主观体验的形式，又有千姿百态、变化多端的外部表情行为。

人在认识事物与周围世界交互作用时，与事物发生多种多样的关系。客观事物对人总是具有这样或那样的意义，使人对这些事物持不同的态度。由于人对客观事物所持的态度不同，产生的内心体验也不同。当人们对事物持肯定态度时，就会体验到爱慕、满意、愉快；采取否定态度时，就会体验到憎恨、恐惧、愤怒、悲哀。人对客观事物采取的不同态度，又是以某事物是否满足人的需要为中介的。凡是能直接或间接满足人的需要或符合人的愿望的事物，就会引起愉快、喜悦等肯定的体验；凡是不能满足人的需要或违背人的意愿的事物，则引起悲哀、愤怒、憎恨等否定的体验，而那些与人的需要毫无关系，或暂时没有关系的事物，往往人们对它持无所谓的态度，则不能引起人的情绪。

人的情绪具有两极性，即人的多种多样的情绪都可按照对比的性质，配合成对。例如，满意—不满意，喜悦—悲哀，热爱—憎恨，兴奋—宁静等。以情绪对人的意义、作用和性质来看，可分为积极的、肯定的情绪和消极的、否定的情绪。凡是客观事物与人的需要、愿望相一致时就会产生积极的、肯定的情绪，可以提高人的活动能力，促进身体健康，如愉快、爱慕、振奋等情绪使人精神焕发，充满活力，提高活动效率。若客观事物与人的需要、愿望不一致或需要的满足受到阻碍时，会产生消极的情绪体验。如悲哀、消沉、厌烦、绝望等使人精神不振，心灰意冷，无所事事，不求上进，削弱人的意志，降低活动能力。

二、大学生的情绪特点

大学生是青年群体中文化层次较高的部分，其情绪有着明显的特点，充分认识这些特点，有利于心身健康和成长。

（一）冲动性

大学生对外界刺激十分敏感，反应迅速强烈。由于其心理发展正处在从少年向成人的过渡期，他们还不太善于控制自己的情绪，喜、怒、忧、惧常常表现得极其强烈而充分，甚至大多数行为直接受到情绪的支配和影响。当然在情绪的表达上不会出现儿童式的幼稚。对大学生进行正确的情绪导向，可以消除一些不良后果，有利于完善人格。

（二）波动性

这是大学生十分明显的情绪特点。对有兴趣的事可以表现出极高热情，而对没有兴趣的事往往不屑一顾。刚刚为某件事成功踌躇满志，转眼间就为另一件事的挫折而灰心丧气。这说明，对于正处于消极心态的大学生，只要纠正得法，可以很快让其恢复积极的心态；但也会给积极心态的维持带来困难。

（三）封闭性

有些大学生性格内向，把自己的情感体验藏于内心深处，极少向人表露，显示出一种封闭心理。一个人能控制自己的情绪，是一种成熟的表现，但是，情绪表达过少是一种不良的心境，往往会影响学习和生活。据有关人士研究，闭锁心理的大学生在童年时期就被迫隐藏自己的感情，长大后这种做法渐渐成为一种无意识的习惯，实际上他们的内心冲突比其他人更尖锐，也更容易引起心理不适。所以，如何有意识地优化自己的心境，经常保持乐观的情绪，是值得大学生重视的。

三、情绪的作用

情绪影响和调节认知过程。一般来说，良好的心境，会提高我们认知活动的效率，感到思路广、思维巧、解决问题快；而心境郁闷时，会显得困难重重、无所适从。

情绪在人际交往中起着重要作用。人们在交往中发现，向上开朗、亲切友善的人大家愿意同他交往，而对喜怒无常、冷若冰霜的人大家总是避而远之。俗话说得好："进门看脸色，出门看天色。"这说明情绪影响人际关系，调节人们的行为。

情绪也能调节人的躯体健康。情绪失常会引起躯体功能失调和出现临床症状，如长期在紧张的状态下工作会出现消化性溃疡。医学上称这一类疾病为"心身疾病"，就是长期在不良心境下引起的躯体疾病，常见的有癌症、消化道溃疡、糖尿病等。当然，良性情绪有助于改善躯体状况，有利身体健康；对于病人来说，有利于疾病康复。

四、情绪健康者的特点

关于情绪健康者的特点，说法较多，这主要是地区不同、文化背景不同其特点不同。情绪健康者应具备下述特点：

（1）能够理解现实并能用建设性的态度去面对现实；

（2）其情绪是由适当原因引起；

（3）情绪反应的强度与引起它的情景相称；

（4）对人身自由有合理要求；

（5）能妥善地处理各种压力；

（6）能关心别人；

（7）能够爱自己，也更爱别人。

情绪健康不是静止的，而是一个动态过程。一方面，人们常处在良性情绪和不良情绪之中，关键在于如何对待不良情绪，如果以积极的态度处理和调节不良情绪，就能保持情绪健康。另一方面健康的情绪是由适当的原因引起的，并随情景的改变而转移。如考试失败，引起沮丧的情绪，这是正常健康的，但半周后又遇见你的论文发表，正常健康的情绪应该是高兴，随情景改变而转移，可如果总是高兴不起来，闷闷不乐，时间一长，就会出现情绪障碍。

五、情绪的控制和调节

控制和调节情绪，可以从以下方面入手：

首先，要做到紧张适度，使身心和谐。人们之所以喜欢观看惊险镜头，喜欢从事冒险活动，喜欢进行各种体力和脑力比赛，喜欢一些新奇的信息，是因为这些活动可以提供刺激以使情绪紧张。适当的紧张是健康生活所必需的，它不仅可使人们的生活富有节奏和情趣，而且能发挥潜能使身心达到最高效率状态，从而能获得较高级的身心和谐和健康的人格结构。没有一定的紧迫感而松松垮垮是什么事情也干不成的。在完全放松的状态下不用说学习，就连迈步行走也难完成。但是持续的或超越个体负荷能力的紧张，既不利于健康，也不利于效率的持续高涨。有张有弛，有劳有逸，调节适度才能维持最佳的身心和谐状态。

其次，要做到适当表现，疏导有方。控制情绪并非无限地压抑自己的情绪反应，持续的压抑也会导致心身障碍。喜怒哀乐乃人之常情，要使情绪能有适当表现，不过分，不过久，需要通过情绪表现来解脱和疏导。如亲人亡故时的悲痛欲绝或号啕大哭就是适当表现。强忍住泪水就等于慢性自杀，因为哭泣也是一种调节方式，但要避免无休止的哭泣。越哭越悲伤，持久的哭泣会伤心伤身。遇有烦恼时，找知心朋友倾吐积郁、发牢骚、诉委屈，即使不能得到什么有效的解决，但也可一吐为快，使心情平静下来。

另外，还要做到乐观开朗，面向光明。乐观的人一般都自我感觉良好，并能保持旺盛的生命力，从而心身健康，生活幸福，事业成功。悲观忧郁会降低个体的机体活力和免疫系统功能，导致寂寞感、抑郁症和身心疾病。乐观的态度是以科学的认识和进步的世界观、价值观和人生观为基础的，是以相信人类社会不断进步、人类生活不断改善为前提的。乐观的人习惯于从光明面看问题，对于生活和前途充满希望和信心。乐观的人性格开朗，敢于面对现实，正视现实和接受客观现实的挑战，而不逃避、不畏缩，遇到挫折能采取有效的积极态度去应对,努力进取,永不失望。乐观的人一般善于运用幽默来丰富生活,缓解紧张,愉悦心身。

总之,心理调适是以正确的认识与评价(包括个人自身和所处环境)为前提,尽力消除那些能够改变的不愉快生活事件,理智地接受那些非个人力量所能改变的现实,以达到良好适应和积极情绪的稳定,实现躯体、心理和社会诸方面的完整和康宁。

第五节 人际关系与健康

一、人际关系与个体身心健康的关系

一个完整的个体不仅是生物的人,而且也是一个社会的人,他生活在特定的社会环境之内,处在不同层次的人际关系网中:从家中的亲人,扩大到同学、同事、邻居、集体,这些人际关系同样会对他的身心健康产生影响。

个体在成长发育过程中,逐渐对外界事物形成了一个特定的反应模式,构成了相对稳定的个性特点。这些模式和特点使个体在与周围人和事的交往中,保持着动态的平衡,其中心理的主动适应和调节是使个体行为与外界保持相对和谐一致的主要因素,是个体保持健康和抵御疾病的重要力量。

社会交往是人类社会的基础,是指个体与周围人之间的一种心理和行为的沟通过程。人类心理活动得以产生和维持,有赖于社会交往的发展。个体若与世隔绝,社会交往被剥夺,就会出现心理障碍,甚至精神崩溃。社会交往能力也标志着一个人的心理健康水平。当一个人毫无理由与亲友断绝往来,把自己孤立起来并变得冷漠无情时,就要考虑他是否出现心理障碍。相反,过分交往,如无选择的交往,并十分热情和兴奋,也要考虑他是否属躁狂状态。一般地说,人们在交往中应当适度,有交往但不泛泛,择友而交,不仅有目的性,而且着眼于品德、才学等方面。如果一个人总是对周围事物漠不关心,与人交往总是很冷漠或自我中心,这就要考虑是他的人格特征偏离正常还是心境欠佳。一个人如果没有知心朋友,或很少和朋友交流思想感情,尽管他可能工作上是好的,行为是正常的,但不能说他的心理健康没有缺陷。

二、常见人际交往中影响身心健康的不良心理

大学生在人际交往过程中,容易出现下列几种不良心理。它们不仅会成

为取得良好交往的障碍，而且会导致心理障碍和身心疾病。

（一）孤独感

孤独感是一种主观感受。这种使自己在心理上与世人隔绝开来的孤独感，既是缺乏与人交往的结果，又是难以与人良好交往的心理障碍。孤独感是一种主观体验，当你不感到孤独时，孤独生活也未必会引起你的孤独感。反之，即使生活在茫茫人海中，每天接触许多人，但却没有与人的心灵沟通，同样会感到十分孤独，而且是一种更折磨人的精神上的孤独。

孤独感常常是缺乏健全的社交生活的结果，因此，性格孤僻的人，由于不善合群，难以与人交往，甚至在别人眼中显得格格不入，就更会闭锁在自我的小圈子内长吁短叹，觉得自己受到周围人们的拒绝，就自然会产生孤独感。一个人的孤僻性格是一时难以改变的，但只要通过有意识地调节和控制自己的行为，友好地与他人取得默契，热情地沟通彼此的思想感情，达到心理相容，也完全是能够顺利地与人交往的。一个人在紧张和充实的生活中，是无暇顾及孤独的，只有在无所事事时才会感到寂寞和空虚。

（二）自卑感

自卑不同于自谦，它是一种不健全人格的反映。极度自卑的人，都是在心理上有过创伤的。其成因很复杂，有的是由于生理上和智力上的缺陷；有的是家庭教养方式不当或缺乏家庭温暖；有的是由于过去遗留下来的心灵创伤或长期以来形成的压抑感和焦虑感；有的是由于性格古怪、不易合群或经常受人嘲笑；有的是由于原来自视清高，遭受挫折后却一蹶不振，自暴自弃；也有的只是由于暗暗同别人比较后发现了自己的弱点而心灰意冷，自怨自艾。一般来说，自卑感强的人大多是性格内向、勤于反思而又敏感多疑者。他们自尊心也很强，但他们不是积极进取以获得自尊，而是消极退避以保护自尊。正是为了追求一种不使自尊心受到伤害的安全感，为了不在别人面前暴露自己的弱点，于是不愿坦率地与人交往，对集体性的或富有竞争性的社会活动采取躲避态度。

自卑感强的人唯恐别人看不起自己，实际上正是自己过低估计了自己。每个人都有各自的长处和短处，与人比较是为了取长补短，促使自己进步。坦率地与人交往，显露才能和暴露缺点都是十分正常的，在共同活动中每个人都可能获得自尊和抛弃自卑心理。

（三）羞怯感

羞怯感是大多数人都有的一种普通情绪体验，但若达到一种不正常的程度，或者与自卑感联系在一起，就会严重妨碍人际交往。有的人站在陌生人面前，感到心理上有一种无形的压力，似乎自己正在被人审视，不敢迎视对方的目光。他们缺乏交往的信心和勇气，交谈时面红耳赤、虚汗直冒，以至于张口结舌、语无伦次。其极端表现就是"社交恐惧症"，这是一种变态的心理现象。他们的特征就是对正常的社交活动有一种超常的害怕和焦虑反应。他们对自己的神态举止和言谈过分敏感，生怕自己在别人面前失态出丑。他们越是害怕和检点自己的言谈举止，就越是无法恰当控制自己的失态行为，反而在别人面前感到异常紧张、口齿不清。他们越是提醒自己不要脸红，偏偏越是脸红得厉害′，而不自然的面部表情和行为通过反馈更加强了紧张意识，形成恶性循环。以往交往中受挫的经验，消极的自我暗示，会使他们对待交往情境形成一种条件反射般的害怕心理，以至于变得神经质了。

第六节 大学生常见的心理障碍

一、大学生心理健康现状

（一）1/3 的大学生存在不同程度的心理障碍

早在 1989 年国家教委对全国 12.6 万大学生的抽样调查就表明：我国大学生心理障碍患病率达 20.23%。1992 年，何成银等在四川 8 所院校对不同年级近 4 万名学生进行了分层随机抽样调查，结果表明：心理有障碍者占 31.13%，其中严重的占 12.42%。这些存在明显心理障碍的学生中有一部分不得不因此终止学业、休学或退学。

（二）心理障碍的主要类型是神经症，其中绝大多数存在焦虑性神经症

根据原上海医科大学精神医学教研室季建林 1990 年对 83 例咨询病例分析发现，神经症患者占 80.7%。根据北京大学心理咨询和治疗中心 1991 年的报告，在求询的大学生中，以神经症患者占多数，占 69.4%，人际关系和环境适应问题占 14.5%。因此，神经症、人际关系和环境适应是求询学生中的主要问题，占 83.9%。这一结论与季建林的统计结果几乎相等。

（三）心理障碍患病率有年级差异和专业差异

从北京大学心理咨询中心 1988 年到 1991 年求询学生的年级看，从一年级到三年级呈上升趋势，分别为 14.5%，31.5% 和 37.1%，而到四年级，求询者的比例有所下降，占 16.9%。从学习专业来看，一般是所学专业的学习和竞争压力越大，发生心理障碍的人数越多。

二、大学生常见的心理障碍

（一）神经症

神经症是比较轻微的心理疾病，指大脑功能活动暂时轻微失调的心理障碍。

神经症有以下特点：首先，未达到精神病的地步，有自知力，能基本保持社会的适应力和工作能力，只是情绪困扰较多而已。其次，神经症仅是大脑功能活动轻微失调，因此病人虽有多种躯体不适，但无相应的器质性损害。最后，神经症患者对自己的病有一定认识，因此求治心切。主要包括：神经衰弱、焦虑症、抑郁症、恐惧症、疑病症、强迫症、癔症样发作等。

（1）神经衰弱。神经衰弱症状表现颇多，如失眠、头痛、焦虑、烦恼、易激惹、对外刺激反应过敏等。易疲劳、精神不振、四肢无力、注意力不集中、记忆力差、学习工作效率低。以上症状在3个月内无其他心理障碍即应考虑为神经衰弱。

（2）焦虑症。焦虑可分为两种。突然感到恐怖、忧郁、头晕、胸闷、心悸、恶心、出冷汗，似有大祸临头，但又查不出任何躯体疾病，称为急性焦虑。也有表现较长时间或断续出现紧张、失眠、乏力、胃口不好、心烦意乱、坐卧不宁、各种身体不适，对自己的健康忧心忡忡，称为一般焦虑。

（3）抑郁症。对周围事物失去兴趣，遇事往往朝坏处想，待人感情淡漠，心情沮丧，孤独自闭，失眠，食欲缺乏，有时也有担心、忧愁、感觉过敏、容易发脾气等焦虑症状，但焦虑不是主要的。有时对人生悲观失望，觉得活着没意思，但并没有绝望，行为还有理智。

（4）恐惧症。单一怕某一事物，如怕猫、怕狗、怕老鼠、怕血，称为单一恐惧。有的怕见生人，尤其是怕见异性，见到异性脸红、心跳、羞愧，称为社交恐怖。有的怕高，称"恐高症"。有的怕某一空场，称"广场恐怖症"。这些人明知自己没必要恐怖但却无法控制。

（5）疑病症。对自己的健康过分担心，常常怀疑自己患了"不治之症"。例如怀疑自己得了癌症，抱着对癌症的恐惧心理去找各种书籍来看，听别人对癌症的谈论，自己找疑点，不听医生的解释，严重时要求剖腹探查，但一旦说探查没有癌症，他还是怀疑医生不告诉他，如此地折磨自己而不能自拔。

（6）强迫症。脑子静不下来，总想一些无实际意义的事，强迫回忆一些过去的事，怀疑某人总是看着自己；强迫做一些事情，如强迫洗手、洗澡，称强迫行为；还有可能会出现强迫冲动。

（7）癔症样发作。如哭笑无常，突然失明、失声，突然瘫痪、感觉鬼神附体等，查不出器质性病变，暗示疗法可见成效。

（二）人格障碍和行为偏离

人格障碍是指偏离正常人格并与社会法规相悖的一种情绪和行为方式。往往起始于童年，而持续到成年。一般认为它是在不良先天素质基础上遭受环境有害因素(主要指社会心理因素)影响而形成。常见的类型有以下几种：①偏执型人格；②分裂型人格；③病态人格；④暴发型人格；⑤癔症型人格；⑥强迫型人格；⑦焦虑型人格；⑧依赖型人格等。

行为偏离是指没有精神失常症状的情况下，与其所处的社会情境和社会评价相违背，在行为上显著地异于常态，且妨害对社会生活的适应。这主要包括饮食方面的怪癖行为、酗酒、吸毒、药物依赖以及某些过失行为。

大学生中，严重的变态人格者较为少见。但是，某种程度的人格障碍者却较普遍。对西南地区 8 所高等学校抽样调查发现，有轻微到中等程度的偏执症状者占 32.10%。据西南大学心理咨询及治疗中心统计，来咨询的 26 例心理障碍的本科学生中，属人格障碍的占 38.5%。偏执、强迫症状、敌对、人际不适应等行为，正是人格障碍的潜在因素和倾向性表现。如果得不到及时的调适和治疗，就有可能发展为人格障碍，应引起大学生们足够重视。

（三）性心理障碍

性心理障碍是指不符合公认的社会目的和生物目的的性偏好或性行为。其主要表现为性冲动的障碍和性对象的歪曲。在大学生中主要有以下 4 种常见表现：

（1）恋物癖。以接触、抚弄异性贴身衣物来满足性欲者。

（2）窥阴癖。是指以窥视异性裸体、生殖器或窥视他人的性生活和排便过程来满足性欲。

（3）露阴癖。是以显露自己的生殖器而获得性满足。

（4）同性恋。是指对某一同性产生的性爱的思想和感情，无论有无明显的性行为。

轻度心理障碍一般不需服药，如果能找出发病原因，克服自己个性上的某些缺陷，改变自己对外部各种刺激过分强烈的情感体验，症状都能减轻或消除。对于已经确诊为某些疾病者，治疗也在于自己。只要树立信心、发挥自己的主观能动性，接受适当的心理治疗，一般都能痊愈。

心理障碍不仅影响学习，而且会给患者带来精神和肉体上的痛苦。特别是精神病，一旦发生，将给个人学业、就业、婚姻带来困难，同时也给家庭和社会造成负担。所以预防心理障碍非常重要，要大力提倡心理卫生，陶冶健全人格，提高对外部环境的适应能力，维护和促进身心健康。

三、大学生自杀行为及其干预

自愿地、有意识地直接结束自己生命的行为称为自杀行为。从心理学角度分析，自杀者多数是由于生活中遇到困境而产生激烈的内心冲突，陷入危机状态不能自拔，难以承受或心理异常而产生的自毁行为。自杀是人类心理、家庭、社会生活、人际关系、身体与精神等多项因素综合而产生的一种社会病。

大学生在患有心理障碍和心理疾病而不能自行排解时容易走向极端，出现自杀倾向。心理障碍多与性格、气质、挫折等有关。当代大学生的自杀现象偶有发生且近年来有上升趋势。各级领导者、教育者及大学生都应加以重视，采取必要的干预措施，避免自杀行为的发生。

（一）大学生必须提高接受挫折的能力

挫折是大学生普遍存在的现实和心理现象。挫折包含两层意思：一是指个体在特殊环境下受阻，自己的目标和想法不能如意地实现；二是个体在情感和情绪上受到冲击，而受到挫折。挫折的反应有两重性，不一定就是坏事。一方面挫折能锻炼人的意志，培养战胜困难的勇气和力量，提高受挫折的能力，增强社会适应能力；另一方面，挫折会给人们带来痛苦，心情不悦，出现消极情绪，久而久之，就不能在挫折中解脱，使人丧失信心，产生自卑、冷漠，导致身心疾病，出现心理和行为失常，严重的可产生自杀行为。

要学会面对挫折，提高承受挫折的能力，一是要改善对挫折的认识。挫折既是坏事，又是好事，很多名人、伟人的事业成功都是在不断受挫的情况下实现的。在挫折中磨炼自己的意志，找出摆脱挫折的办法，从而战胜挫折。千万不能遇挫后灰心丧气，一蹶不振。二是要提高对挫折的承受能力和调节能力。在压力面前充满信心，要目标远大，开朗乐观，调动各个方面的积极作用，要拼搏，才能在挫折面前立于不败之地。三是要自强不息。不要把挫折看作是人生的厄运，应当当成前进的动力。在挫折中找出化解矛盾的方法，在工作中提高自己解决问题的能力。培养健康心理，坦然面对挫折，把自己锻炼成为新世纪的有用人才。

（二）大学生自杀原因分析

引起大学生自杀的原因主要来自两方面：一是社会心理因素的强烈刺激

导致精神崩溃。精神崩溃多是由强烈的、暴风雨般的精神冲动而引起的，也可以因持久的、反复的过重心理压力或极度的痛苦情绪而引起。常见的原因有失恋、失学、受冤屈、前途迷茫、被人抛弃、环境不适应、人际冲突、身患不治之症、亲人突然亡故等因素。也有性格内向、个性脆弱、固执己见、自尊心特别强等个性心理因素。处于精神崩溃的人，自我感觉走投无路，濒临绝境，认识范围缩小，理智分析能力受抑，不能正确评价自己行动的后果，自我控制能力减弱，表现为悲痛、愤怒、抑郁、躁动、敌意、发愣、绝望等心理反应，如果没有外界力量的支持与帮助，往往容易导致自杀行为。

很多研究证明，尽管自杀往往是多种因素作用的结果，但学业压力、人际关系、情感挫折、抑郁症等神经症的困扰、难以适应环境是导致大学生选择自杀的重要因素。

（1）情场失意。这在大学生自杀原因中占据首位。大学生正处青春期，容易产生过激行为，在恋爱过程中缺乏理性，主要表现为单相思，爱上已婚男女，或在婚前发生性行为而怀孕或被抛弃，失恋等。

（2）学习、工作压力过大。学习目标不够明确，学习兴趣不浓，学习成绩较差，从而理想破灭，自暴自弃，如果考试不及格面临退学，一时难以接受，容易产生自杀冲动。

（3）就业压力过大。由于近年来就业形势严峻，就业机会较少，造成大学生心理压力大，从而失去信心，产生了失落感，走向自杀绝路。

（4）人际关系紧张。大学生进入大学校园，不能与他人正常交往，而感到寂寞痛苦，厌恶他人，厌恶世界；自我约束力差，导致心理障碍，久而久之不能自拔而产生自杀念头。

（5）其他原因。患有重症神经症或其他精神病、绝症，违反校规校纪面临处理，一时心理失衡而走向自杀绝路。

（三）自杀的预防

大学生自杀的方式有多种，其发生的过程也较复杂。一是产生自杀意念。当大学生受到外界强烈刺激无法承受时，会抑郁厌世，甚至产生自杀意念，用非常规方式发泄内心的不满。二是生死徘徊。人从生到死不是件容易的事，总是思来想去，也想前因后果，需要长时间的内心斗争。三是自杀的实施。考虑自杀的方式及善后事宜，逐步实施自杀计划。如何对想要自杀者进行心理危机干预，已成为领导者、心理咨询师、医务人员及广大师生面临的一个非常重要的社会问题。

大学生自杀行为是完全可以预防的。因为自杀状态往往只是一种暂时的危象，一般不可能永远处于非得自杀不可的矛盾状态之中，从自杀意念的产生、徘徊到实施自杀有一个较长时间的思想斗争过程，大学生在这期间会有各种各样的表现，只要我们及时发现，积极做工作，有效干预，就可以防止自杀行为的发生。在日常工作、学习、生活中可以开展三级预防的方法干预自杀行为的发生。

1.一级预防——心理疏导

这级预防非常关键。积极开展大学生心理健康教育，提高自我干预意识，树立正确的人生观、价值观和远大的理想，学会自我心理调节的方法，及时调整心态、稳定情绪、化解矛盾，达到心理平衡。其做法如下：

(1)向亲友、同学倾诉，得到他们的帮助。

(2)不妨痛哭一场，情绪可以宣泄。

(3)暂时离开原来的环境，避免触景生情。

(4)注意补偿，把注意力集中到工作和学习中去。

(5)求助心理咨询师，得到医生的劝导、安慰和教育，达到认识、情感、意志、态度、行为等良性的变化。

2.二级预防——心理治疗

充分发挥高校心理咨询中心的作用，定期为大学生进行心理测试，了解个性特征，发现有自杀意念的人，应及时咨询和治疗，使他们尽快恢复心理平衡，把自杀意念消灭在萌芽之中。

3.三级预防——危机干预

大学生自杀一般都经历一个人生徘徊的过程。自杀意念产生后，会发出很多信号，如语言上、行为上，或多或少地表现出来。如发现有自杀的先兆，要及时发现、及时报告，动员各方面力量，对有自杀意念的人进行危机干预。可以利用谈心化解矛盾、解除心理压力等，使有自杀念头的人放弃自杀。鼓励其要努力学习、工作，重塑人生。

第四章 环境、行为与健康

第一节 环境与健康

环境是人类赖以生存的地方，它是生物有机体周围一切因素的总和。包括自然环境和社会环境。当环境构成和状态受到破坏时，人的健康就不可避免地受到不同程度的影响。因此，关注环境、保护环境、创建良好的生活环境，是每个人的职责。

一、自然环境

（一）构成自然环境的主要因素

自然环境包括空气、水、土壤、食物以及相互依存的各种生物。构成自然环境的诸因素中主要有以下三大因素。

（1）化学性因素。环境中空气、水、土壤等的正常化学组成都是相对稳定的，这是在漫长的地球发展历史中形成的。这种化学组成相对稳定的环境，是保证人类正常活动的必要条件。

（2）物理性因素。地球上充足的阳光和适宜气候，安谧的生活空间是人类生存的必要条件。环境中气象条件的各种变化、阳光中电磁（电离）辐射线、噪声等物理因素均与人类健康密切相关。

（3）生物性因素。生物系统中的各种生物之间相互依存、利用，以摄食和被摄食的关系逐级传递物质和能量，以此形成一种食物链。例如绿色植物利用日光进行光合作用，从空气、土壤、水中汲取营养和储存能量；动物则依靠绿色植物提供能量和营养物质。

在自然界，生物与环境之间保持着密切联系，彼此影响，相互适应和制约。这种生物与环境的结合构成了自然界的生态平衡，这是一种动态的平衡状态，即生物体总是从内部经常地调节自己以适应不断变化着的环境，而另一方面生物的活动又在不断地改变着环境的状态。当这种平衡发生变化（遭到破坏），人体的适应性又来不及迅速调整以适应这种变化时，就可能对人造成健康损害。

（二）环境污染

1. 污染及污染源

由于自然的或人为的因素使环境的构成或状态发生变化，扰乱、破坏了生态平衡和人类的生活环境，就称作环境污染。进入环境引起环境污染的物质称为环境污染物，它主要来源于生活、生产（如工业"三废"，即废气、废水和废渣）、交通，其种类繁多，可以是气体、液体、固体、生物（致病微生物等）、噪声、放射线等。

2. 污染对人体健康的危害

环境污染主要累及空气、水、土壤、食物和生活空间，直接或间接地损害人类的健康。

（1）空气污染对健康的影响。空气中的污染物主要是随人的呼吸活动经呼吸道直接进入人体内，也可向周围扩散使饮用水或食物受到污染经消化道进入人体内，造成人的急性、慢性健康损害。

急性损害：空气污染可引起急性中毒。尤其是汽车废气和石油化工等工业废气在强烈日光照射作用下形成一种不同于煤烟的有毒有害气体——光化学烟雾，对眼和呼吸道黏膜有强烈的刺激作用，使人急性中毒。表现为眼睛肿痛、咽喉不适、血压下降和呼吸困难，严重者昏厥。

慢性损害：空气污染对人体的慢性损害较急性损害更为多见。人体长期生活在受污染的空气环境中，污染物对人的持续局部刺激，而且对人免疫系统有影响，使人易患咽炎、支气管炎、哮喘等呼吸道疾病和眼结膜炎、鼻炎等。大气污染对人类健康威胁最大的是污染物中有 30 多种致癌物质，其中多环芳烃中的苯并芘是空气中的主要致癌物，与人类肺癌的发生有密切关系，它主要是煤和石油燃烧不完全产生的废气。

长期生活在受污染的空气中，可使人的精神萎靡不振、情绪不稳，出现睡眠障碍。

（2）水污染对健康的影响。水是人体的重要组成部分，是维持人体生命活动必需的物质。当人类饮用或接触受污染的水后，就可能对人体健康带来一定的影响和危害。

未经处理的生活废弃物和工农业生产废弃物是水污染的主要来源。前者对人多为生物性危害，后者多为化学性危害。

生物性危害：人们饮用或接触被病原体，如细菌、病毒、寄生虫污染的水，可使人感染多种传染病，如霍乱、伤寒、细菌性痢疾、肝炎等。如果人群饮用同一水源，还可造成短时间内出现大量病人，导致疾病的流行。

化学性危害：工业生产废弃物中所含的有毒物质，如汞、铅、苯、砷等和农业用的农药污染了水源，可引起人体的急慢性中毒。日本"水俣病"就是一个例子。1949 年，日本水俣镇一工厂在生产中使用汞催化剂，汞随废水排入并污染了水俣海湾，致使当地鱼体内甲基汞含量异常增高，当地人长期食用被污染的鱼，出现了以神经系统病变为主的中毒症状，结果导致 41 人死亡。

此外，地面污染还可污染地下水、海洋，致使环境生态平衡和生物资源遭到破坏，使人类群体的健康受到间接的损害。

（3）食物污染对健康的影响。食物是重要的环境因素之一。人体通过摄取食物而获得营养。当人进食的食物被污染，可导致食物中毒、肠道传染病发生、慢性中毒或致癌。其中以食物中毒较为多见，当人进食被细菌或有毒有害的化学物质污染的食物后，可导致急性中毒，表现为呕吐、腹泻、发热，重者惊厥、抽搐。

当食物被产毒菌株的真菌污染后，在适宜的条件下可产生真菌毒素，损害人的健康。在已知的 100 多种真菌毒素中，以黄曲霉素对人的健康损害较大，其致癌作用相当强，可诱发肝癌、胃癌、结肠癌等。

（4）噪声对健康的损害。环境噪声主要来源于交通运输、工业生产和生活活动。噪声对人的影响是全身性的、多方面的。长期噪声刺激可导致人听力下降，当噪声达到 120 分贝，人的听力丧失，双耳出现疼痛。噪声污染还可使人头痛、头晕、耳鸣、心悸、睡眠障碍，导致人的心血管、内分泌、神经精神等系统的功能紊乱。人们在噪声环境中，生活受到干扰，心情焦虑不安，容易疲劳，使生活和学习质量下降。

（5）土壤污染对健康的影响。土壤污染物一是来自人畜粪便、垃圾、污水；二是来自工业生产废弃物和农业生产用农药。因此，土壤污染一方面是导致人体某些传染病，如沙门菌属病、钩虫病、蛔虫病的传播；另一方面是化学物质对人体的毒性损害，多为间接损害，污染土壤通过食物链进入人体，对人体健康造成影响。

土壤污染严重时，还可能破坏土壤结构，影响土壤的自净能力和农作物生长。

（三）环境污染的防治

在过去的漫长岁月里，人类更多的是利用环境创造财富。近年来，人类已明确地认识到环境污染导致人类健康严重损害；人类已面临环境污染的严峻挑战；环境污染如不控制，人类的生存就将成为问题。因此，人们对自己依存的环境给予了愈来愈多的关心，对环境保护投入了大量的精力。

环保必须是综合措施的实施，强调人类整体行为，应广泛开展宣传教育活动。我国政府制定了有关环保的一系列法律法规，如环境保护法、水污染防治法、森林保护法、食品卫生法等。不少城市还规定了严禁在公众场所吸烟、市内交通禁止鸣笛……人们利用科学技术改善能源，如利用太阳能、加强对粪便垃圾的卫生管理和无害处理、合理使用农药、对工业废弃物和放射性废弃物进行有效处理等活动，也是环保措施之一。

(四)校园环境与健康

1. 校园绿化

大学校园是有别于其他一般地方的特殊区域，是精神文明展示的窗口。绿化校园，就是大面积种植树木花草(一般要求树木覆盖率达20%以上，地面覆盖率达60%以上)，它不仅仅是学校工作人员的责任，大学生也应自觉承担起这一社会责任。绿化对净化大气、减弱噪声、调节微小气候、美化环境和保护生态平衡均起着重要作用，因而对人身体健康大有益处。

(1)净化大气。人们生活环境中二氧化碳含量常较高，造成人的不适。而绿色植物包括树木和草坪在进行光合作用时，吸收了空气中的二氧化碳，释出氧气，这样使得空气的质量得到改善。空气中有不少的有毒有害气体，如二氧化硫、二氧化氮等，均能被不同的绿色植物所吸收。许多绿色植物，特别是树木，有明显的阻留和过滤、吸附尘粒的作用，草坪也能减少空气中的含尘量，所以有净化大气的作用。

(2)减弱噪声。绿色植物对声波具有吸收和反射作用。当声波通过绿色林带时，由于枝叶摆动，使声波减弱而逐渐消失，同时枝叶表面的气孔和纤维状绒毛能吸收部分噪声，因此能有效地减弱噪声的强度。

(3)调节微小气候。绿化能改善环境的小气候，在某种程度上调节和改善大气的温度和湿度，缓和太阳辐射热。在夏季，树荫能遮太阳，减轻炎热和防止日晒。同时，由于绿叶表面蒸发水分时需吸热，故能降低绿化地带的气温。在冬季，树木吸收日光的热量后缓慢散发热量，高大的树木和绿化地带还可减低风速。

(4)美化环境、调节人的情绪。通过大面积绿化形成绿树成荫、繁花似锦的美丽景色，给人以美感和清洁、舒适、富有生机的感觉，使人心旷神怡，对人的心理起调节、镇静作用，有益于人体的代谢活动，从而可减轻因学习压力而产生的紧张情绪。

2. 大学生居住环境与大学生健康

人的健康不仅受外界环境的影响，还可受到室内环境的影响。人的一生中有一半的时间在室内，尤其是大学生大部分时间在教室、阅览室、寝室内度过，因此大学生居住环境污染对健康的影响甚大。

大学生室内环境污染主要来源于吸烟、生活垃圾、燃料燃烧以及因宿舍通风不良和个人卫生不好而造成的室内异常臭味等，其中吸烟是室内空气污染的重要来源。

室内污染物主要含一氧化碳、氮氧化物、醛、氨、尼古丁、多环芳烃等物质，它们形成一种混合复杂气体，可直接刺激人的眼睛、呼吸道黏膜，使人易患眼疾和呼吸道病。有害气体进入肺内，可产生咳嗽、多痰、气急等症状。同时香烟烟雾与癌症发生率关系密切。除此之外，生活垃圾可致室内空气、食物受到污染，致使诸如痢疾和其他肠道传染病的发生机会增多；室内异常臭味使人情绪烦躁不安、恶心及食欲不振；较长时间的紧闭门窗，空气不对流，使室内空气不新鲜，可引起人头昏、头痛、胸闷，影响生活和学习质量。

二、社会环境

社会环境是指包括社会制度、社会经济、文化水平、社会心理和科学技术进步等在内的社会因素。随着生物学、免疫学和公共卫生事业的发展，人们积累了大量战胜生物因素所致疾病的手段，死因谱中占主要地位的传染病得到了有效的控制，而与社会因素有关的疾病则成为当今影响人们健康状况、威胁人们生命的主要医学问题。健康和疾病都受到社会因素的制约，尤其是社会经济因素、社会心理因素。当今，随着科学技术的发展，在造福人类的同时，对人类的健康也造成了一定的影响。

（一）社会经济因素

社会经济因素是影响人群健康的主要因素之一。经济发展水平是发展卫生事业、提高人群健康的物质基础。经济不发展，会由于食物和营养的供给不足造成机体营养不良，抵抗力下降，受到传染病的侵袭，造成传染病和寄生虫病的暴发流行，在经济落后的国家不少人死于饥饿和瘟疫。随着经济的发展，人们饮食消费水平的提高，加之科学技术的发展，使人们在工作、生活诸多方面的运动消耗减少，从而导致体内营养过剩，使心脑血管疾病、糖尿病等疾病的发病机会增多。

（二）社会心理因素

人脑在反映客观事物时所进行的一系列复杂活动（兴奋、抑制、焦虑、恐惧、愤怒、悲伤）的过程不是由单一因素决定，而是个体的性格素质特点、心理因素、社会环境（受教育程度、文化修养、经济收入、人际关系、工作和生活节奏)等综合作用的结果。这些因素即为社会心理因素。不同年龄、职业和不同社会环境的人有不同的心理紧张因素,影响个体的心理活动。心理紧张是人适应环境的一种正常反应,但如果程度过大或时间过长,将会使人心理活动失去平衡,甚至导致神经活动的功能失调,对机体产生不良影响,轻则引起抑郁,重则造成各种精神性疾病的发生。

(三)科学技术革命对人类健康的影响

科学技术进步对人类所造成的影响是极其复杂的。由于科学技术的飞速进步,自然资源被大量滥用和消耗,使生态失去平衡。一方面,科学技术发展带来了物质生活条件、卫生条件的改善和医疗保健技术的进步,使人类群体健康水平提高,寿命延长;而另一方面,自然界的生态平衡遭到大量破坏和环境严重污染,致使人类健康受到直接或间接的危害。

(1)臭氧层的破坏。人类工业化活动使地球平流层的臭氧层受到破坏,形成臭氧层空洞。臭氧层能保护地球上的生物免受强紫外线照射。可是随着科学技术发展,氯氟烃(CFC)广泛应用于制造业并在生产过程中排放入空气中,致使平流层里的臭氧分子分解。关于平流层受大气污染可导致臭氧层发生部分枯竭的可能性现已成为全球性的严重的环境问题。臭氧层的损耗、过量的紫外线照射的增加,不仅危及农作物和海洋生物,而且使皮肤癌和白内障病人增加,并使人的免疫系统受到严重损害,导致各种疾病难以控制。

(2)森林资源破坏。据统计,森林资源的采伐量每年在130公顷以上,目前美洲大陆的森林面积与500年前哥伦布发现美洲大陆时相比,仅2%尚存,98%已被破坏殆尽。

(3)水资源破坏。水资源的破坏严重,水源丧失严重地影响了人们的生活,影响了社会经济的发展。

(4)地球上稀有动植物的灭绝也非常严重。据科学家统计,20世纪末,地球上的生物有25%已消失。

科学技术革命在给人类带来益处的同时,也给人类健康带来了严重的影响。

第二节　吸烟与健康

当今,烟草已成为世界上危害最严重的社会问题之一,是全球第二个主要死亡因素,而且吸烟致死和致残在致死因素中所占比例将从现在的30%增至90%。目前,全世界约有11亿吸烟者,其中8亿在发展中国家。若得不到有效控制,到2025年,吸烟致死人数将从目前的350万人增至1000万人。

烟草是 25 种疾病的已知和可能的起因，终生吸烟死于烟草的机会为 50%，世界上每 6 秒钟就有一人因吸烟而丧生。烟草成了不断蔓延的瘟疫，"烟草是世界上最严重的毒品"，吸烟已经成为影响人类健康最为重要的自身不良行为。

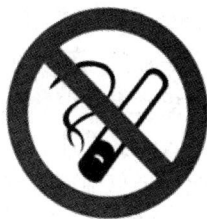

一、烟草及烟雾中的有害物质

烟草是一种含有多种对人体有害成分的作物，燃烧冒出的烟雾是一种很复杂的混合物，其中含有大量的有害物质。烟草、烟雾含有 4000 多种物质，其中毒性较强、危害较重的有尼古丁、一氧化碳、3，4 - 苯并芘、放射性核素、金属元素镉、亚硝胺等。

尼古丁（烟碱）是一种有苦味无色透明的挥发性油质液体。它既是一种兴奋剂，也是一种抗焦虑药，可以使吸烟者得到一种轻松愉快的感觉。但尼古丁是危害最大的植物毒素之一，通过口、鼻、支气管及胃的黏膜很容易被机体吸收，急性中毒时死亡之快与氰化物相似。我国生产的香烟每支含尼古丁 2～4 mg，而实验证明，这样一支纸烟所含的尼古丁能够毒死一只老鼠，一滴尼古丁足以结束一条 20 kg 重的狗的生命，50 mg 就可以致人于死地。如果把一支烟的尼古丁全部吸入肺，人就会出现头痛、头晕、恶心、呕吐等中毒症状。但通常我们吸烟，仅 10%～20% 的尼古丁进入肺，其中的 80%～90% 的尼古丁被肝脏解毒，所以才不会出现抽十几支烟就使人呼吸麻痹，甚至死亡的情景，可是慢性中毒却是难以避免的。尼古丁会使支气管上的纤毛丧失活动，甚至脱落，致使支气管黏膜受损、发炎和感染。尼古丁刺激中枢神经系统，使心率和脉搏加快，血压上升，长期吸烟将导致血栓闭塞性脉管炎，促使血栓和动脉粥样硬化。尼古丁的最大危害还在于它的成瘾性，它的作用很迅速，吸入纸烟烟雾中的尼古丁只需 7.5 秒就可以到达大脑，是主要成瘾源。尼古丁在血浆中的半衰期为 30 分钟，如每天吸一包纸烟者，每 30～40 分钟就要吸一支烟，以维持大脑尼古丁稳定水平，否则就会感到烦躁、不适、恶心、头痛。

吸烟时进入人体的一氧化碳，易和红细胞内血红蛋白结合形成碳氧血红蛋白，其亲和力之高是氧亲和力的 250 倍。吸烟者血液中的碳氧血红蛋白增多，减弱了血红蛋白的运氧能力，易造成心肌缺氧，导致心绞痛、心肌梗死和猝死。身体中缺氧，可导致动脉粥样硬化，大脑缺氧，意识模糊，肌肉过早疲劳。实验证明，吸烟之后 10～15 分钟肌肉力量下降 15%，动作协调性降低 25%，完成工作的愿望也明显降低。

烟焦油是一种黄色具黏性的树脂，它可粘在咽部和支气管的内表面上。烟焦油里含有致癌物质和促癌物质。其致癌物质主要是一些多环芳烃化合物，在烟草燃放时产生，如 3，4 - 苯并芘，是强致癌物质。

此外烟草中还含有放射性核素钋^{210}、铅^{210}、铍^{210}等。这些放射性核素会在人体的肺、肝、肾、胰甚至骨骼中出现放射现象，其致癌作用有较长的潜伏期，不易被人察觉。

烟雾微粒，能吸附放射性物质氡，随之进入人体，而放射性物质氡是肺癌的致病因子。同时烟雾中含有亚硝胺，这也是一种具有较强致癌作用的化合物。烟雾中还含有多种金属（镉、铝、铜等），其中镉在致癌和引起其他慢性病方面起着重要的作用。

二、吸烟对人体健康的危害

吸烟损害人体的健康，我国医学早有认识。明·兰茂《滇南本草》载曰："烟辛热，有大毒。"吸烟耗肺、损血、伤神、折寿。随着科学技术的发展，人们对于烟草的危害认识越来越清楚。烟草及烟雾中的大量有毒物，对人体的神经、心血管、呼吸、消化、泌尿及生殖等系统造成损害，导致或诱发多种疾病，全球每年至少有 300 万人死于和吸烟有关的疾病。吸烟是百病之源，有百害而无一利。

（一）吸烟是多种癌症的祸根

烟草含的尼古丁、3，4 - 苯并芘、亚硝胺、放射性核素、金属元素镉、苯、酚等各种有害物质，有致癌和促癌作用，吸烟者患肺癌的发病率为不吸烟者的 30 倍，喉癌的发病率为 5.4 倍，口腔癌的发病率为 4.1 倍，膀胱癌的发病率为 1.9 倍，胃癌的发病率为 1.4 倍，胰腺癌的发病率为 3 倍，前列腺癌的发病率为 1.3 倍。

（二）吸烟对心脑血管的损害

吸烟对心血管系统的损害是明显的，它使血管产生痉挛性收缩，引起缺血，导致动脉硬化，引起冠心病；使血压增高，心率加快，心律失常等。研究发现，吸烟者缺血性心脏病的发病率和冠心病的死亡率高于不吸烟者 70%。40～50 岁男性每天吸一包以上纸烟者第一次冠心病发作是不吸烟者的 2.5 倍，有显著的剂量关系。65 岁以上冠心病致死病例中有 25% 是由于吸烟造成的。吸烟也会致脑血管痉挛，使大脑供血不足，加之一氧化碳加重了肺供氧的不足，易造成脑细胞功能障碍，出现头痛、失眠、头晕、感觉异常、记忆力下降等。

（三）吸烟对神经系统的损害

吸烟对神经系统先有短暂兴奋，后有持久麻痹作用，从而破坏了大脑皮质兴奋和抑制的动态平衡。长久吸烟会出现神经过敏、记忆力减退、注意力分散、精神恍惚、失眠多梦、反应迟钝等神经衰弱及神经中毒症状。吸烟还会引起弥散性大脑皮质萎缩。有些人认为吸烟能提神、振作精神、活跃文思，其实恰巧相反，吸烟由于毒素的作用，抑制神经系统的活动，降低大脑功能。有人做了如下的研究，把吸烟的（平均每人每天吸 20 支）和不吸烟的各 37 人，分别给他们看 12 幅素不相识的人的彩色照片，每人看 3 遍，同时告诉他们照片的名字，每人看过 3 分钟后，再把照片依次给他们看，让他们说出照片的名字。结果，不吸烟者平均记住了 9 个人的名字，而吸烟者平均记住了 7 个，并且不吸烟者回忆这些人的名字所用时间比吸烟者平均少用 10 秒。有人观察了射击运动员吸烟后的射击成绩变化，结果吸一支烟，成绩下降 4.8%，吸 2 支烟成绩下降 6%。

（四）吸烟对呼吸系统、消化系统的损害

烟中的有害物质进入呼吸道，直接刺激黏膜管壁，破坏呼吸道"天然屏障"，造成小气管阻塞，致使肺的免疫功能下降，从而导致多种疾病，如支气管炎、肺部感染、肺癌等。

吸烟还导致胃肠功能紊乱，引起食欲不振、恶心、呕吐、腹泻或便秘，并对胃和十二指肠造成损害，诱发溃疡。据统计，患胃及十二指肠溃疡的病人中，吸烟者比不吸烟者高 10 倍。

（五）吸烟的其他危害

吸烟降低人们的抗病能力，从而导致多种疾病的发生。据统计，吸烟者血清免疫球蛋白，如免疫球蛋白 G（IgG）和免疫球蛋白 A（IgA）的水平低于不吸烟者。

吸烟有损自己的容颜，会加速出现面部衰老。吸烟者可出现吸烟面容：①眼角有鸡爪形线条或其他皱纹，脸颊、下颌处也有深深的皱纹；②轻微憔悴；③面孔呈现轻度灰、橘红、紫红的颜色。这是由于吸烟会降低人的皮肤血液循环，造成营养障碍的结果。

吸烟使人折寿，加速衰老，表现在面部变化、生理功能、运动能力、脑组织改变和思维等方面，导致各种疾病，减短寿命。吸烟越早、越多，死亡越早，寿命越短。据统计，吸烟者比不吸烟者平均少活 5~10 年。每天吸 20 支烟，比不吸烟者平均少活 5.5 年，每天吸烟 40 支者平均少活 8.3 年。因此，有人曾推算，每吸一支烟，其寿命就会减少 8 分钟，所以说："吸烟是生命的窃贼。"

三、对被动吸烟者的危害

被动吸烟指"不吸烟者无意或被动吸入由于吸烟者的烟草燃烧产生的烟雾"。其来源为：由吸烟者吸烟时所喷出的烟，也称为主流烟雾；由烟草直接燃烧产生的，也称为侧流烟雾。室内烟雾以侧流烟雾为主，侧流烟雾所含的一氧化碳的浓度高于主流烟雾 5 倍，尼古丁、焦油高于 3 倍，苯并芘高于 4 倍，胺高于 46 倍。被动吸烟者同主动吸烟者一样深受烟害。

母亲吸烟不仅损害了个人健康，而且会殃及胎儿，吸烟等于给胎儿服毒。妊娠妇女吸烟，其婴儿出生体重平均减少 200 g，易引起流产。被动吸烟对儿童的影响很大，父母吸烟可促使婴幼儿呼吸道疾病发生，并影响婴儿生长发育。

被动吸烟者受烟草有害物质影响最常见的表现在眼刺激（69%）、头痛（33%）、鼻部症状（33%）、咳嗽（33%）以及过敏反应，并加剧有心脏病、肝病和过敏反应的人的症状。所以，吸烟不仅危害自己，更危害别人健康。

青少年正是长身体、学知识的时期，身体处于生长发育阶段，神经系统、内分泌功能、免疫机制都不稳定，更易受烟草有害物质的不利影响。世界卫生组织指出："一个人越早开始吸烟，患肺癌和威胁生命的其他疾病的危险性就越大。"所以，青少年吸烟危害更大。为了保持身体健康，青少年不应吸烟。

尽管吸烟危害如此之大，但近几年吸烟者仍是有增无减。据长沙市大中学生的调查，男中学生吸烟率高达 39.6%，大学生为 62.6%。这是什么原因呢？主要有 3 个方面：心理上的依赖、生理上的依赖和社会的依赖。从心理的角度来说，以吸烟形象作为"美"和"刚毅"典范的广告镜头，反复地出现在各种传播媒介上，对人们起了潜移默化的作用。年轻人感到吸烟更富有男子汉气魄，更成熟，更有派头；认为吸烟可带来欣快感，甚至还可解除烦闷。在生理上则无法摆脱尼古丁所带来的"烟瘾"的痛苦。更重要的是社会的依赖，今天的社会把香烟作为一种奢侈物品，不论婚丧喜庆都离不开香烟，似乎名牌香烟就是象征着"富有""高贵"，并成了社会上交往所不可少的礼品，使吸烟蔚然成风。目前，在发达的国家中，戒烟成效显著，吸烟率逐年下降。而在发展中国家，吸烟者日益增多。据不完全统计，发达国家如有一名戒烟者，在发展中国家就会有两个人开始吸烟。吸烟实际上是贫穷、落后的象征，青年人应该摒弃这种陋习。

鉴于吸烟的危害，世界各国分别采取了各种措施。迄今为止，已有近 92 个国家实行了戒烟法，规定了杜绝广告、包装示警、限制出售等有效控烟法规,许多国家还规定在某些公共场所禁烟。自1967年以来,世界卫生组织每三年召开一次吸烟与健康的国际会议,研究对策,并将每年5月31日定为"世界无烟日",组织了广泛的宣传、教育活动。我国卫生部门也多次发布了吸烟有害和控制吸烟的通知。吸烟犹如吸毒,为了保护人们的身体健康,戒烟势在必行。大学生具有较高的文化素质和科学知识,更应该带头戒烟,并且积极宣传吸烟的危害,为提高民族素质做贡献。

戒烟是需要毅力的,但只要认识危害、下定决心是完全可以戒掉的。有些人习惯于尼古丁的刺激、吸烟动作和烟雾气氛,其实也只是一种条件反射。就解除一种嗜好而言,只要认真对待,戒烟是可以做到的。市场上出售的戒烟茶、戒烟糖或戒烟含漱液可起一些辅助作用,用后使人厌恶烟味,可以作为戒烟的辅助手段,但主要还是要有戒烟的决心和戒烟的毅力。

我国是烟草大国,吸烟者占世界吸烟总人数的1/4。做好控烟工作,是对世界控烟工作的极大贡献。

第三节 饮酒与健康

酿酒在我国已有悠久的历史,并且酒质优良,在国际上享有较高的信誉。至今,饮酒已成为人们的一大嗜好,在一切社会活动中几乎离不开酒。适量饮酒,有兴奋精神、增进食欲、帮助消化、祛风除湿、舒筋络络、化瘀止痛等作用,过量饮酒则有碍健康。

一、酒的种类和成分

酒有蒸馏酒、发酵原酒和配制酒三大类。

（一）蒸馏酒

用淀粉或糖类为原料经过糖化和发酵形成酒醇,再经过蒸馏而得的酒称蒸馏酒。如白酒(茅台酒、汾酒、五粮液、剑南春、泸州老窖特曲等)、烧酒、白兰地等,其主要成分是乙醇和水,占总量的98%,其余的微量成分含量只有2%。乙醇含量是衡量酒度高低的标度。100 mL白酒中含乙醇60 mL,其酒度为60。乙醇中含有酸,酸在白酒中是重要的呈味物,它与其他香味物质构成白酒特有的芳香。此外还含有少量的酯、醛、高级醇、酚类化合物。白酒有严格的国家卫生标准,其有害物质甲醇、醛、杂醇油、铅、氰化物不能超过规定指标。

（二）发酵原酒

将含淀粉或糖类的物质，经过酿造发酵、过滤成的酒为发酵酒。如葡萄酒、果酒、啤酒等。

葡萄酒的主要成分有乙醇、水、转化糖、甘油、蛋白质、各种维生素、脂肪少量、有机酸、钙、钾、钠、铁、氯等，含乙醇为 13% ~ 18%。葡萄酒的原料是葡萄，有较高的营养价值。

啤酒的主要成分有乙醇、二氧化碳、水、麦芽糖、甘油、蛋白质、矿物质等，含乙醇 3% ~ 5%。啤酒以大麦芽和大米为主要原料，含有 17 种氨基酸，其中 8 种是必需氨基酸；含有多种维生素，其中维生素 P 能防治高血压和血管硬化，有抗癌防衰老功能。啤酒的含热量较高，每升啤酒可以产生 3192 J 的热量。据测定，每升啤酒约相当于 500 g 瘦肉，或 250 g 面包，或 800 mL 牛奶的营养价值，被称为"液体面包"。

果酒是利用水果为原料酿造的酒，其营养成分与制作原料相近。

（三）配制酒

以蒸馏酒或发酵酒为原料，按一定比例加入糖分、香料或中药等混合、过滤而得的酒。常见的如竹叶青、玫瑰酒、五加皮等。适量饮酒，对人体健康有益，"少饮则和血行气，壮神御寒，消愁遣兴"（《本草纲目》）。少量饮酒，有营养和医疗保健作用。低度酒对人体好处较多，含乙醇低，营养丰富，饮酒应以低度酒为好。

二、过量饮酒对人体的损害

乙醇是一种麻醉剂，饮酒后 80% 以上通过小肠吸收，5 分钟左右进入血液，所以空腹饮酒易醉。

一次大量酗酒或长期大量饮酒，可造成急性或慢性酒精中毒，对人体会造成很大的损害，并引起多种疾病，有的甚至丧命。我国对酒害早有认识，明代李时珍的《本草纲目》指出："痛饮则伤神耗血，损胃亡精，生痰动火。""甚至丧躯殒命，其害不胜言哉。"

（一）对消化系统的损伤

长期饮酒，最易损伤消化器官。酒对口腔、咽喉、食管、胃、胰腺的刺激，不仅诱发炎症和溃疡，还使这些部位的癌症发生率明显提高；饮酒不当，可以引起急性胃炎，其症状为恶心、呕吐、打嗝（呃逆）、胸脘部灼热、疼痛等，也可引起急性肠炎，其症状为出现腹泻、腹痛、肠鸣音亢进、大便次数频繁；过量饮酒，还可以导致急慢性胰腺炎症，造成心窝部或上腹部疼痛，出现食欲不振、消化不良、恶心、呕吐、腹泻，以致发生营养不良、贫血及消瘦，甚至出现黄疸；更为严重的会引起肝脏损伤，因为肝脏是乙醇代谢的唯一器官。长期饮酒，可引起酒精性肝炎、脂肪肝、肝硬化等多种疾病。肝脏是人体的能量"合成工厂"，这些疾病会严重地影响人们的健康。

（二）对神经系统的损害

长期过量饮酒可损伤大脑皮质，造成中枢神经最高级部位功能损害，引起神经系统功能紊乱，如神经衰弱、智力迟钝、注意力不集中、判断能力下降、记忆力减退、视力下降，严重时甚至出现精神错乱、平衡失调、步态不稳、指舌震颤、抑郁症等。酒精性中毒可出现痴呆和大脑萎缩。酒精慢性中毒可损伤上下肢末梢神经，表现为"手套或袜套状"麻痹。一次大量酗酒，可出现急性中毒，脑神经麻痹，严重可危及生命。

（三）对心血管系统的损害

长期过量饮酒，会引起心脏变形，失去正常的弹力而增大；心脏组织中出现脂肪细胞，心肌肥大，心脏的收缩功能减弱，心动过速；还可引起心肌炎，血压、血脂升高，胆固醇含量增加，冠状动脉硬化，冠心病发病率增加。

更为严重的是酗酒极易引起中风，这是因为：①乙醇有直接导致心律失常的作用，诱发心房纤颤或心肌病，使心排血量减少，血管内壁血栓形成，引起心源性脑栓塞；②长期饮酒，可使血压升高，高血压患者易发生脑小动脉硬化，血管变脆，血压波动，极易发生痉挛，形成血栓或破裂出血，引起中风；③急性酒精中毒可使体内凝血机制激活，易诱发血栓形成；④习惯性饮酒，局部脑血流量减少。中风是严重的疾病，一旦发生可危及生命。

（四）对呼吸道的影响

长期大量饮酒，可使呼吸道防御功能降低，易患上呼吸道感染性疾病，临床上以急性咽喉炎较多；其次是急性支气管炎、慢性支气管炎、支气管扩张、肺结核。调查研究证明，饮酒者患上述疾病的发病率比非饮酒者高。醉酒时，患者处于昏迷状态，易引起吸入性肺炎。

（五）长期大量饮酒及烟酒兼嗜者可使癌症发病率增加

长期大量饮酒及烟酒兼嗜可使口腔癌、咽部癌、鼻咽癌的发病率比一般人高出许多。其原因为：

（1）乙醇能刺激垂体分泌增加，从而加速细胞繁殖，增加对肿瘤细胞的易感性；

（2）长期饮酒，会导致维生素 B_1、叶酸、铁等的缺乏，营养素不足，营养状况下降，因而降低机体对外源性致癌物的抵抗力；

（3）酒对免疫功能有抑制作用。大量饮酒引起癌症的死亡率比不饮酒者高。

（六）长期大量饮酒对身体的其他损害

长期大量饮酒可影响性腺、垂体、甲状腺及肾上腺等分泌腺体的功能，从而影响人体的新陈代谢；对人的眼、耳、鼻、舌等器官产生不同程度的影响，使其功能下降；孕妇饮酒还会影响胎儿发育，出生婴儿体重较轻，严重者可引起胎儿酒精中毒综合征，女性酒精中毒会损害卵子，造成染色体异常而引起流产、死胎，还可以出现畸胎和遗传性疾病；男性酒精中毒可造成精子减少或无精子。

酒癖者的唯一选择是在医生指导下戒酒。

青少年正处于生长发育时期，各个组织器官的发育尚未成熟，饮酒更易损伤消化器官和神经系统，如情绪不稳、记忆力减退、头痛、头晕等，这对大学生的学习非常不利。为此，不提倡青少年饮酒。青少年正值长身体、长知识的时期，要保证健康的身体和充足的精力来进行学习。

酗酒的危害是很大的，急性中毒轻者出现步态蹒跚，走路不稳，动作笨拙，语无伦次，以致会跌倒跌伤。严重者可出现面色苍白，皮肤湿冷，口唇发紫，瞳孔散大，体温、血压下降，大小便失禁，并出现肺水肿，最终可致延脑麻痹、呼吸循环衰竭而死亡。因此，青年人在节日、喜庆的时候饮用适当的啤酒、葡萄酒等低度酒是有益的，但应把握自己，不空腹喝酒，更不宜喝烈性酒，避免乙醇过多直接刺激胃黏膜。千万不要"逞英雄"赌酒量、"超载"饮酒、硬劝酒、喝"惩罚"酒。饮酒一定要适量，不要只顾一时痛快而狂饮无度，这样既不文明，又有损健康。

第四节　吸毒与健康

20世纪70年代以来，国际毒潮不断侵袭中国，过境贩毒引发的毒品违法犯罪活动死灰复燃，吸毒人数持续上升，毒品案件不断增多，成为影响我国人民健康、破坏社会稳定和阻碍经济发展的一个极为重要的健康和社会问题。

吸毒是指通过各种途径（包括吸食、注射等）使用能够影响人的精神状况、为法律所禁止拥有和使用的化学物质的行为。在医学上，能够影响人类心境、情绪、行为，或者改变意识状态，并具有致依赖（成瘾）作用的物质被称为精神活性物质（psychoactive substances），也称为成瘾物质、药物。人们使用这些物质的目的在于取得或保持某种特殊的心理、生理状态。

一、毒品的种类

毒品是指鸦片、海洛因、吗啡、大麻、可卡因以及国务院规定管制的其他能够使人形成瘾癖的麻醉药品和精神病药品。

罂粟，原系罂粟科观赏有花植物的通称，这里指能提炼鸦片等物质的罂粟，其成熟果实切开后流出的汁液，干后为鸦片，内含吗啡、可卡因、海洛因等，是强镇痛药，久用可成瘾。

吗啡是一种无色和白色结晶粉末，有强的镇痛作用，最大的缺点是易成瘾。吗啡及其口服麻醉药和注射剂的临床应用，本是医学界的重大突破，大大提高了当时的医疗水平，但当今吸毒的危害，已远远大于医疗价值。

海洛因，俗称"白粉"。由吗啡制作，极易成瘾，且难戒掉，使用过量可因引起呼吸抑制而死亡。

可卡因是从非洲、南美洲灌木古柯叶中提炼出的一种细微、雪白的结晶粉末状生物碱，因其有阻断神经传导的作用，故其用途是作麻醉药，同时可卡因有成瘾的特点。

大麻，主要指"印度大麻"中的几种有毒生物碱的变种，常被提炼成麻醉品，如哈希尔、安非他明等；或将大麻叶干燥、压碎后制成卷烟，经鼻吸入；或加入食物饮料中。滥用印度大麻对社会造成危害，表现为服药者个人不能尽其社会职能，且变得更容易做出非社会和反社会的行为，从而给社会造成危害。

卫计委指定的其他易产生生理依赖性并能成瘾癖的药品、药用原植物及其试剂，如鸦片、可卡因、罂粟壳、哌替啶（杜冷丁）、安纳咖、复方樟脑酊、咖啡因、麻黄素等。

"冰毒"，学名为甲基苯丙胺，又叫去氧麻黄素，是人工合成的一种化学药品。白色、透明结晶体，纯度很高，毒性大，易上瘾，致幻能力强，毒性发作快，对人体损害更大，可产生偏执狂和精神分裂症，剂量过大会中毒死亡。

"摇头丸"（二亚甲基双氧苯丙胺）是一种新型丙胺毒品，是"冰毒"的衍生物，属于兴奋性毒品。危害人的中枢神经系统，严重时表现精神病状态，躁狂。

二、毒品的危害

鸦片、吗啡、大麻、海洛因、可卡因等之所以被称为"毒品"，不仅因为它们能摧残吸毒者的精神和躯体，使其意志丧失，身体素质下降，而且还因为它们的滥用给人类社会构成严重的危害，给人类带来灾难。

　　首先，最大毒害即毒品对人的中枢神经系统有高度毒性，可刺激大脑皮质，产生欣快感、眩晕、近视、听、触等幻觉，易引起人们好奇心。大剂量则刺激脊髓，引起惊厥，以及神经系统的抑制，呼吸衰竭而死亡。毒品会影响人体的生长、发育，影响消化功能，导致营养不良。吸毒者寿命比其他人要短。据英国卫生部门统计，英国麻醉品成瘾者的死亡率远远超过了其他人，比总人口中同年龄者高出 28 倍，吸毒人员的平均寿命仅为 40～50 岁，而一般英国人的平均年龄达 74.2 岁。吸毒对身体造成严重损害，降低了人体自然抵抗能力，免疫功能下降，使溃疡病、肝炎、败血症等发病率显著上升。据英国卫生部门调查研究表明，吸毒者有 50%～80% 的人有肝细胞损害的征象。更值得忧虑的是艾滋病在吸毒人群中的传播，毒品与令人闻之色变的艾滋病结为"联盟"。嗜毒人员往往共同使用不洁的针头、器具注射海洛因等毒品，这就为艾滋病的传播提供了良好的通道。美国等西方国家艾滋病流行，其吸毒现象泛滥也是一个重要原因。我国艾滋病患者中经静脉吸毒感染者，占艾滋病累计感染人数的 68%，经吸毒感染艾滋病的情况在中国也十分严峻。

　　其次，毒品极易成瘾。吸毒总是从"第一口"开始，多次用药后，数周即可产生毒瘾，由于非法毒品价格昂贵，只靠正当的职业收入通常无法维持毒瘾消费，而毒瘾发作时难以忍受。因此，为了满足毒瘾，吸毒者往往不惜代价，不择手段，以身试法，偷盗抢掠，甚至卖淫，严重危害治安，败坏社会风气。

　　而且，毒品使得吸毒人员出现"戒断现象"，上瘾后不得不反复吸毒，造成身体周期性的恶化和循环。世界卫生组织将毒瘾阐释为一种经常使用毒品而造成的周期性的或习惯性的极度兴奋状态。

　　毒品进入人体后，对中枢神经发生作用，降低血压，影响体内循环，出现欣快感。一旦上瘾，发作时，吸毒者大汗不止，皮肤奇痒难忍，忽冷忽热，痉挛，鼻涕眼泪不止，瞳孔扩大，产生重影。如果在 3～8 小时内还不能得到毒品，吸毒者浑身抽搐，就像要被撕裂，血压、体温、新陈代谢和呼吸急速上升和加快，心跳加速，分泌物增多，不断地呕吐和腹泻，鼻涕和眼泪流个不停，头重脚轻，整个人仿佛要大爆炸似的。2～3 天后上述症状消退，但全身不舒服感觉将一直到 2 个月至 3 个月后才会减弱，这就是"退瘾"的过程。毒品所引起的心理上的毒瘾，却难以忘怀，往往使吸毒者梦寐以求，难以摆脱而重操旧业。

　　毒品像一只毒蜘蛛，把其千万根毒线伸向了各个阴暗角落，使染上它的男男女女无一例外地脸色苍白，行为颓废，精神萎靡，情绪暴戾乖张，丧失了人的起码尊严，沉溺于毒网而不能自拔。

毒品，社会不容，人民痛恨，吸者遭殃，毒撒人间全是祸。

毒品既然如此可怕，那么为什么还有人去尝试，要去步入泥潭，走向深渊？总的来看，吸毒问题是生活各个方面消极因素的综合反应，这主要是由社会因素、家庭因素、个人因素所引起的。

在国际毒品浪潮的冲击下，形成国内毒品消费市场，使吸毒者大多数能寻找到供吸食的毒品，不少吸毒者吸、贩结合，以贩养吸、以吸养贩的恶性循环和传播，加剧了吸毒的蔓延。这是社会因素。

家庭成员因在经济、思想、文化、感情、生活习惯方面的差异以及夫妻感情破裂、子女关系处理不好，使得彼此间矛盾激化，挫伤彼此间感情，出现沮丧、懊恼、哀怒等情绪，如此反复会使人走入歧途，走上吸毒道路。这是家庭因素。

再者，有的追求新奇刺激，有的爱慕虚荣，有的自暴自弃，有的贪图享乐，有的走向极端，这些不正常的心理，往往会使人无所事事，而步入深渊。这是自身因素。

前任联合国秘书长德奎利亚尔在世界反毒大会上警告："滥用毒品同以前若干世界瘟疫在世界许多地区恶性泛滥一样，对现在和未来若干代人是同样可怕的危险，如果不制止这种危险，其后果将比瘟疫的祸害更为严重和可怕。"面对毒品泛滥的严峻现象，世界各国政府一致关注，联合国自 1945 年成立以来，在对待毒品问题上，各成员国都采取一致态度，一切有关反毒品的议案、提案、决议、声明等均在联合国大会上顺利通过，这是在联合国 40多年历史上所罕见的。1987 年第 42 届联合国大会确定，将每年 6 月 26 日定为国际禁毒日。我国政府对禁毒工作十分重视，1990 年 12 月，全国人大通过了《关于禁毒的决定》，1991 年 6 月提出了"三禁（禁贩、禁种、禁吸）并举，堵源截流，严格执法，标本兼治"的禁毒工作方针，采取了一系列措施，绝不容许毒品祸害的历史在我国重演。

三、吸毒的三级预防

一级预防是针对普通人群的预防，其主要目的是提高普通公众对毒品及其危害的认识，采取的主要手段包括：利用各种传播媒介如广播、电视、报纸、标语口号、张贴画等，在中小学生中进行有关毒品和毒品危害的课堂教育。

二级预防为针对易感人群主要是高危人群的预防，这种预防活动重在促进预防对象的健康生活方式，帮助他们形成抵制毒品的能力。

三级预防的主要目的在于降低毒品需求，是针对已经吸毒的人群而进行的，包括为吸毒者提供脱毒（戒毒治疗）、康复、重返社会、善后照顾等一系列的服务，以期减少吸毒人数，降低吸毒者的需求，预防吸毒的各种并发症。

第五节　网络成瘾

一、网络成瘾的表现和危害

"网络成瘾症"是一种过度使用互联网导致的心理疾病，初时只是精神上的依赖渴望，尔后发展成为躯体上的依赖，表现为情绪低落、头昏眼花、双手颤抖、紧张焦虑、疲乏无力、注意力不集中等。专家认为，网络成瘾与烟瘾、酒瘾、毒瘾有着相似的症状，一旦瘾发便难以忍受，就会不顾一切、不择手段地去达到目的。

网络成瘾（internet addiction）是随着电脑的普及、网络技术的高速发展而出现的一种行为成瘾现象，它是指在人机交互的过程中产生的对网络的特殊嗜好，具体表现为成瘾者毫无节制地整日沉溺于网络交际、网络娱乐、网络色情、网络交易及强迫信息收集成瘾，并由此而产生心身依赖现象。与其他成瘾行为一样，网络成瘾者具有痴迷状态、欣快感与空虚状态，其行为与现实相冲突，如果被迫停止上网，则表现出心神不宁、情绪忧郁、烦躁易激动、自我评价能力下降等戒断症状。

有研究显示，由于上网持续时间过长，使大脑神经中枢持续处于高度兴奋状态，引起肾上腺素水平异常增高，交感神经过度兴奋，血压升高。这些改变可引起一系列复杂的生理和生物化学变化，尤其是自主神经紊乱、体内激素水平失衡，会使免疫功能降低，诱发种种疾

"网瘾综合征"的自我诊断

患，如心血管疾病、胃肠神经症、紧张性头痛、焦虑、忧郁等。另外，长时间上网会使大脑中的多巴胺水平升高，这种类似于肾上腺素的物质短时间内会令人高度兴奋，但其后则令人更加颓废、消沉。负性情绪状态如抑郁、不适感、焦虑的增加与多巴胺的水平增加有关。

二、网络成瘾的控制

（一）轻度网络成瘾者的自我调适方法

程度较轻的网络成瘾者的自我调适主要采用以下方法：

1. 科学安排上网时间，合理利用互联网

面对扑面而来的信息潮，学会有选择、有取舍地利用信息。首先，要明确上网的目标，上网之前应把具体要完成的工作列在纸上，有针对性地浏览信息，避免成为"网络上迷途的羔羊"。其次，要控制上网操作时间，即时间管理技术。每天操作累积时间不应超过 5 个小时，连续操作 1 小时后休息 10 分钟左右。最后，应设定强制关机时间，准时下网。

2. 用转移和替代的方式摆脱网络成瘾

学会劳逸结合，用每个人所特有的其他嗜好和休闲娱乐方式转移自我的注意力，使其暂时忘记网络的诱惑。例如，喜欢体育运动的人可以通过游泳、爬山、打球、下棋等方法有效地转移注意力，以减少对网络的依赖。

3. 培养健康、成熟的心理防御机制

有研究表明，网络成瘾与人格因素（个性因素）有关，一定的人格倾向使个体易于成瘾，网络只是造成成瘾的外界刺激之一。因此，要不断完善自己的个性，培养广泛的兴趣爱好和较强的个人适应能力，学会合理宣泄，正确面对挫折，只有这样才会形成成熟的心理防御机制，不会一味地躲在虚拟世界中逃避失败与挫折。

（二）重度网络成瘾者的治疗方法

程度较重的网络成瘾者的治疗可以通过以下方法达到治愈的目的：

1. 直接隔断法

成瘾程度较重的人往往是在下意识的状态下上网的，对于那些明知过度上网只会加重症状而不能自制的成瘾者，可以在他们的亲戚、朋友的帮助下将其与电脑完全隔离一段时间，让他们在这段时间里培养其他的兴趣爱好或者重新安排紧张有序的生活，等到他们能够完全摆脱"电子海洛因"的困扰后，再针对性地帮助他们科学地安排上网时间。

2. 寻求心理医生的帮助

通过心理咨询，让心理医生与网络成瘾者之间建立良好的医患关系。这样做，一方面可以从精神上给成瘾者理解和支持，调动他们的积极性，树立治愈的信心；另一方面，心理医生会根据成瘾者的痴迷程度，用准确、生动、专业、亲切的语言分析"电子海洛因"的危害、网络成瘾形成的原因、过程及治疗措施，这对他们有较强的说服力。在专家指导下网络成瘾者被治愈的可能性会更高。

第五章　学习、起居与健康

第一节　科学用脑

人脑的潜力很大。有人统计,一个人如终身好学不倦,一生中储藏的各种知识总量相当于全世界图书中全部的信息量(即5亿本图书的知识量),但这只占开发脑潜力的五分之一。从这个意义上说,人脑的潜力是取之不尽、用之不竭的。大脑以大脑纵裂为界分成左右两个半球,两个半球的功能不一样。左半球主要负责语言、书写、计算、逻辑、分析等方面的活动,右半球主要负责形象、幻想、音乐、色觉等方面的活动。但两半球的活动并非互不相干或互相对抗的,它们之间有2亿条联络纤维沟通,每条纤维平均每秒传导20个冲动,即每秒有40亿个神经冲动在两个半球之间往来,沟通信息,协调功能。一个经常用右手操作的人(右利手),较多地利用左半球进行思维,左半球比较发达,而右半球未能得到充分的利用。有人设想,若能充分发挥两个半球的作用,使之相互补充、相互协作,其效果将是"1+1>2"。许多优秀人物超常的奥秘是左右脑发展均衡,他们都具备了非智力因素以外的素质——创意思维。大家都知道,爱因斯坦不仅在物理领域做出了卓越的贡献,他还是一位出色的小提琴手。有人说:这位巨人一脚踩在了科学世界上,一脚踩在了艺术世界上。

一、充分利用大脑皮质的活动规律

大学生精力充沛,记忆力强,在学习中要勤于用脑,善于用脑。要充分利用大脑皮质功能活动的特点和规律,抓住最佳用脑时间,合理地、科学地安排工作和学习。根据大脑皮质的"镶嵌法则"即兴奋区与抑制区交错镶嵌,我们可以科学地安排不同学科的学习时间,使之交错进行,防止某一区域大脑皮质因持久兴奋而疲劳,转入"保护性抑制"状态,从而降低学习效率。学习要形成有规律的程序,要有系统性、节奏性,按照循序渐进的原则进行;

同时，学习环境要保持安静和适度的照明以及合适的温度，减少外来的干扰，促进"动力定型"的形成，可减少无关的动作，使反应迅速、准确。安排好节、假日的活动，在节假日临近结束或准备开始学习以前，要避免参加过分激动或紧张的活动，以克服起始时的惰性，迅速进入良好的运行状态，即缩短"始动调节"时间。此外，要培养学习的兴趣，提高学习的自觉性。学习时注意力集中，容易在大脑皮质形成"优质兴奋灶"即兴奋性集中，这时具有最佳的反应能力，有助于提高学习效率。

二、如何让大脑处于最佳状态

(一)保证脑细胞的"物质供应"

大脑的神经细胞在进行正常活动时，要消耗大量的能量，新陈代谢十分旺盛，全身1/5的血液流向大脑。大脑的重量只占体重的2%，而耗氧量却占了全身的20%，当大脑积极活动时，耗氧量将达到全身耗氧量的30%，大脑神经细胞除了需要得到大量的氧气外，还需要从血液中源源不断地得到葡萄糖的供应。

1.避免在饥饿状态下学习

一天7节课，有4节课在上午，负担很重。可是不吃早饭，空腹听课者大有人在。由于处在饥饿状态中，脑细胞所需葡萄糖就只能来自肝脏中储存的肝糖，这样就很难保证脑细胞的需求，大脑的神经细胞就逐渐走向抑制，或者说休息状态，因而上课时就无精打采，注意力无法集中。再加上空腹造成的饥饿刺激，不断地作用于大脑，更使学习的注意力被分散，学习也就更提不起精神来，从而造成课堂学习效率大幅度下降的状况。因此，为了提高课堂学习效率，应该吃好早饭。早饭可以淀粉类为主，如粥、馒头、面包等，最好再吃一点肉、蛋、牛奶一类的食物。淀粉类只能在胃里停留2小时左右，而蛋白质和脂肪类物质停留的时间为4~5小时，这就是为什么吃了蛋白质或脂肪类物质不容易饿的原因。

2.避免在饭后马上投入紧张的学习

人体内血液的分配和器官系统的活动状态是一致的。饭后，消化系统负担加重，流经消化系统的血液量增加，这样脑的血流量就相对下降一些，脑神经细胞的功能状态也自然要差一些，饭后立即学习易发困，就是这个缘故。这表明，饭后立即学习，不仅降低学习效率，还会影响消化系统的正常功能，天长日久还会引起消化不良等胃肠疾病。

3.要在新鲜空气中学习

有时一推开教室的门，一股难闻的气味扑鼻而来，而班上的学生却毫无感觉。在这种环境中学习，时间一长就会有头脑昏昏的现象，学习效率自然很低。在天气冷、不开窗的日子里，这种现象更为严重。道理很简单，不通风透气，室内含氧量降低，二氧化碳含量则会上升，使得脑细胞氧气供应不足，学习效率必然下降，因此在学习时要注意调节。下课后到室外散散步，吸点新鲜空气，经常开窗通风等会有效提高学习效率。

(二)保证大脑的休息

保证大脑休息，是使大脑神经细胞发挥正常功能的必要条件。休息的方式主要有以下几种：

1.睡眠休息法

睡眠能使疲劳的大脑重新恢复功能。因为大脑处于休息状态时，对氧气和营养的消耗减少，废物和二氧化碳的生成自然也减少了，通过血液循环，源源不断地供应物质和氧气，又不断地把废物和二氧化碳运走，大脑重新恢复正常的功能。另一方面，只有睡眠到一定深度和持续一定时间，才能有效促进物质代谢。大学生每天的睡眠，以保持8小时为好。

2.交替活动休息法

人的大脑由两个大脑半球组成。一部分神经中枢处于兴奋状态时，另一部分便处于休息状态。要使大脑皮质的各神经中枢功能区经常交替着工作，有效的办法是变换活动内容和学习内容，不要单调地长时间地从事一项学习活动，这样就可保证大脑皮质的细胞轮流休息和工作。具体做法是：学习活动和体育活动交替进行。除此以外，要交替安排不同性质的学习内容，例如学完数学看英语等。列宁说过："读书和工作要时常变换，由翻译转阅读，由写信转体操，由认真阅读转浏览小说，这会对人有很大帮助。"列宁之所以具有渊博的知识、惊人的记忆力、超人的精力，与他长期坚持科学用脑是分不开的。

(三)学习生活要规律

使学习生活的安排建立在科学用脑的基础上，长期有规律地生活，让各种活动的交替达到自觉的地步，就可减轻大脑的负担，保证大脑健康，大大提高学习效率。不少学生学习生活毫无规律，到了时间不起床，晚上躺下后又不能很快入睡，学习时久久不能安下心来。巴甫洛夫说："在人类机体活动中，没有任何东西比节奏性更有力量。"符合用脑规律的有节奏的生活，将给学习生活带来充沛的精力。用脑的卫生还涉及很多问题，例如选择安静的学习环境、避免噪声的危害、灯光不要太暗等。

要保持良好的学习情绪。良好的情绪能提高大脑的工作效率，即"人逢喜事精神爽"。学习时精神过度紧张、忧郁、焦躁，会引起脑细胞能量的过度消耗，注意力无法集中，学习活动被抑制。一个学生学习积极性高，兴趣浓，情绪愉快，便会血管扩张，血糖含量上升，新陈代谢加强，神经细胞兴奋性提高，从而大大提高大脑的工作效率。有的学生认为，多用脑子会把脑子用坏了。这种说法是错误的。据统计，一个人一生中大脑可储备一千万亿信息单位，相当于 7.7 亿册书。有人认为人脑的网络系统比北美的全部电话、电报的通讯网还复杂。有的研究报告指出，人脑只利用或开发了 10%，还有相当大的部分未被利用，一个人的脑子具有足够的潜力，一辈子不懈地学习，也不可能把脑子装满，把脑子用坏。人的脑子经常科学地使用，会逐渐地发达起来，越用越灵。有关研究证明，工作紧张、用脑多的人，智力比懒惰者高 50%，而经常不学习不思考，整日无所事事的人，智力的衰退就比较快，到了老年就容易反应迟钝，甚至导致老年性痴呆。

三、科学用脑的方法

(一)劳逸结合

要科学地安排用脑，注意劳逸结合，有张有弛。根据大脑的活动特点，在科学地安排脑的工作和休息之外，因时而异地安排用脑也很重要。比如早晨起床后，经过一夜的休息，大脑的活动能力很强，故记忆力最好，可做一些记忆性较强的工作；临睡前，由于知识信息进入大脑后就入睡，也有助于知识的条理化，因此早上和晚上临睡前，背课文或公式是再适合不过的。

(二)养成有规律睡眠的习惯

要养成按时就寝、按时起床的良好习惯。按时睡眠的习惯一旦养成，就会在大脑中形成动力定型，到了晚上一定的时间，大脑工作就由兴奋逐渐转化为抑制，这时就寝，自然而然就能睡着。早上要按时起床，不睡懒觉。这样坚持一段时间，睡眠就会逐渐转好。有规律的睡眠还要包括尽量保证睡眠时间。睡眠时间的长短与年龄有关。10～13 岁的小学生要保证睡眠 10 小时左右，14～17 岁的中学生要睡 9 小时左右，18 岁以上的成年人应睡 8 小时左右。

(三)适当参加文体活动

在紧张工作学习之余，参加一些文体活动，如唱歌、跳舞、打球或者室外散步等，都可以调节脑细胞的工作，并使大脑的氧气等营养物质的供应有所增加，促进新陈代谢。

（四）给大脑提供充足的营养

大脑在工作时，要消耗大量的氧气和其他营养。一个脑力劳动者看似不动，但是大脑紧张的工作所消耗掉的能量，并不亚于一个体力劳动者。为了保证大脑的功能，要从饮食上给予补充，以增加脑的能量，并且，要注意营养的均衡，除必要的主食外，每餐要有一定比例的鸡蛋、鱼、肉、豆制品和新鲜的蔬菜或水果等。特别是早餐一定要保证，而且要吃好，不要因为早上时间紧而匆匆对付一口，或者干脆不吃，这样既会影响身体健康，也会妨碍大脑摄取足够的营养。

（五）学会科学的休息方法

脑力劳动者的休息最好采用活动休息的方式，即在一定的脑力耗费之后，做一些不太剧烈的活动，如散步等，切忌进行过分剧烈的体育活动，否则不但不能消除脑力疲劳，反而又加上了体力疲劳，使人很难完全恢复。另外，在进行某种脑力劳动之后，可以采用"换脑筋"的方式，看一点儿与刚看过的内容截然不同的东西，或者看一些消遣性的书籍、听听音乐等，都有助于消除大脑的疲劳。再者，休息脑力的好方法之一是练气功。可以根据气功的原理，采用腹式呼吸法进行调息，集中意念，以静制躁，达到放松的目的。

四、如何提高记忆力

科学用脑与提高记忆力是密切相关的，因为科学地用脑有助于提高记忆力，而记忆力的提高得益于科学地用脑。记忆，简而言之就是过去的经验在人脑中的反映。它包括识记、保持、再现和回忆四个基本过程。其形式有形象记忆、概念记忆、逻辑记忆、情绪记忆、运动记忆等。

记忆的大敌是遗忘。提高记忆力，实际上就是尽量避免和克服遗忘。在学习活动中只要进行有意识的锻炼，掌握记忆规律和方法，就能改善和提高记忆力。

（一）12 种能增强记忆力的食品

营养保健专家研究发现，一些有助于补脑健智的食品，并非昂贵难觅，往往是廉价又普通之物，日常生活随处可见。牛奶、鸡蛋、鱼类、花生、小米、玉米、黄花菜、辣椒、菠菜、橘子、菠萝等就对大脑十分有益，脑力劳动者不妨经常选食。

（二）增强记忆力的 10 种方法

1. 注意力集中

只要聚精会神、专心致志，排除杂念和外界干扰，大脑皮质就会留下深刻的痕迹而不容易遗忘。如果精神涣散，一心二用，就会大大降低效率。

2. 兴趣浓厚

如果觉得学习材料、知识内容索然无味，即使花再多时间，也难以记住。

3. 理解

理解是记忆的基础。只有理解的东西才能记得牢、记得久。仅靠死记硬背，则不容易记得住。对于重要的学习内容，如能做到理解和背诵相结合，记忆效果会更好。

4. 重复学习

即对学习材料在记住的基础上，多记几遍，达到熟记、牢记的程度。

5. 及时记忆

遗忘的速度是先快后慢。对刚学过的知识，趁热打铁，及时温习巩固，是强化记忆痕迹、防止遗忘的有效手段。

6. 经常回忆

学习时，不断进行回忆，可使记忆错误得到纠正，遗漏得到弥补，使学习难点重点记得更牢。闲暇时经常回忆过去识记的对象，也能避免遗忘。

7. 视听结合

可以同时利用语言功能和视、听觉器官的功能，来强化记忆，提高记忆效率，比单一默读效果好得多。

8. 灵活运用多种方法

根据具体情况，灵活运用分类记忆、特点记忆、谐音记忆、争论记忆、联想记忆、趣味记忆、图表记忆、缩短记忆及编提纲，做笔记、卡片等记忆方法，均能增强记忆力。

9. 最佳时间

一般来说，上午 9～11 时，下午 3～4 时，晚上 7～10 时，为最佳记忆时间。利用上述时间记忆难记的学习材料，效果较好。

10. 科学用脑

在保证营养、积极休息、进行体育锻炼等保养大脑的基础上，科学用脑，防止过度疲劳，保持积极乐观的情绪，能大大提高大脑的工作效率，这是提高记忆力的关键。

第二节　起居卫生与睡眠卫生

一、疲劳与休息

(一)疲劳

人体的疲劳可以分为生理疲劳和心理疲劳。生理的疲劳包括肌肉的疲劳和神经系统的疲劳。生理疲劳通常表现为动作失调、乏力、姿势不正确、思维混乱等。大学生在学习过程中如果不注意适当地休息，就会有肌肉的疲劳和神经系统的疲劳。

与生理疲劳不一样，心理疲劳是由于心理的原因引起的。如果学生对学习的内容不感兴趣，就会产生厌烦或懈怠，学习效率就会下降。心理疲劳除表现为思维迟钝、注意力不集中、反应速度下降外，还会使情绪低落，如焦虑、厌烦、烦躁等。

产生疲劳常有一个过程：开始学习时，效率不太高。这是学习的始动阶段。随着大脑皮层优势兴奋灶的形成，效率逐渐提高，达到最大工作能力，这是第二阶段。最大工作能力持续一段时间后，脑神经细胞消耗的营养物质和堆积的代谢产物越来越多，达到一定程度时，大脑开始出现保护性抑制，效率逐步下降，产生疲劳感，这是第三阶段。如果不中断学习，继续"熬"下去，不仅学习效果不好，而且有可能造成脑功能紊乱，导致神经衰弱的发生，进入过度疲劳状态的第四阶段。应尽量避免陷入过度疲劳状态。因为一旦造成过度疲劳，会引起人体生理功能紊乱，降低人体免疫力，诱发疾病。

(二)休息

休息是指人们消除疲劳、恢复精神的方法。休息的方式主要有睡眠休息法和交替活动休息法。一般认为，大脑连续进行紧张的智力活动的时间不宜过长。学龄前儿童一般在15分钟左右；中学生在0.5～1小时；成年人在1.5小时左右，此后便应有一小段休息时间。休息时间也要适当，并不是休息时间越长越好。一般说来两节课中间休息5～10分钟，或连续学习1～2小时做短暂的休息是必要的，如果学习时间延长，则休息时间也要相应延长。

二、睡眠卫生

(一)选择合适的卧具

床铺不可太软。长时间睡软床，不管睡姿如何，都会使脊椎出现不正常的弯曲状态，甚至影响心脏等器官的功能。最有利于睡眠又符合生理健康要求的首推木板床，其次是藤床和棕床，最不符合要求的是沙发床。

枕头不宜太高。枕头科学的高度应为6~9 cm，即颈部到肩外侧的宽度。睡高枕会破坏颈部正常的自然弯曲度，使颈后部肌肉牵拉过紧。短期会引起"落枕"和颈部疲劳感，造成颈动脉受压迫、血液循环不畅，引起脑缺氧。长期如此，还会加重颈椎的磨损，使颈部活动受阻，产生肩颈部、头部疼痛等症状。

被子可以大一点。大被子不易漏风，暖和。能否迅速入睡与被子里的温度有非常密切的关系。据研究，被子里的温度在32℃~34℃时人最容易入睡。

（二）保持安静的睡眠环境

卧室里避免强光、噪音，温度适宜，不要放闹钟。

（三）采取正确的睡姿

右侧卧是健心睡姿。因为心脏在偏左的位置，向右侧卧心脏受压就会减少，可减轻心脏的负担，有利于血液循环。同时，胃通向十二指肠、小肠通向大肠的开口都向右侧，右侧卧有利于胃肠道内容物的顺利运行。肝脏位于右上腹部，右侧卧时它处于低位，供应给它的血液会增多，有利于食物的消化和吸收营养物质，并利于体内代谢及药物解毒等。

（四）午睡时间不宜过长

健康的午睡应该以15~30分钟最恰当。午餐后不宜立即入睡，否则会影响消化，妨碍睡眠。应先休息20分钟后再入睡。最好躺下睡，坐着打盹或伏桌午睡醒后容易出现头昏、眼花、乏力等大脑缺血缺氧的症状。

（五）注意运动和饮食对睡眠的影响

白天运动可以增加肢体的疲劳，进而延展到大脑疲劳，到了夜间加速入睡的速度。但选择运动的时间非常重要，晚上最好不要做比较剧烈的运动，尤其在睡前，否则运动后带来的身体发热、神经亢奋反而会增加入睡需要的时间。

警惕有些食物偷走睡眠。丰盛晚餐中高脂肪的食物，会延长其在胃内的消化时间，导致夜里无法安然入睡。晚餐应吃得少一点、清淡一点。要少吃产气食物，产气食物使肠胃内胀满了气，感觉不舒服，睡不着。产气食物包括：豆类、洋葱、马铃薯、玉米、香蕉、柑橘类水果、添加山梨糖醇的饮料等。

（六）"按需"使用安眠药

偶尔失眠可以按照医生处方，"按需"使用安眠药。"理想地"服用安眠药应该具备以下几点：

（1）能够很快催眠——服用后在30分钟之内就可以入睡。

（2）不扰乱睡眠结构——睡眠包括浅睡、深睡、做梦几个阶段，相互间有规律地转换，安眠药应该不打乱这种规律。

（3）没有宿醉作用——第二天醒来后头脑清醒，精力充沛，工作和学习的效率更高。

（4）不引起药物依赖——在长期服用后，不会产生药物依赖性。

（5）和其他药物不发生作用——不增加也不减轻其他药物的作用，否则其他药物在服用安眠药后要减少或增加药量，有可能出现意外。

（七）注意沐浴在睡前醒后的不同作用

睡前沐浴最好在睡前2小时进行。睡眠往往在体温下降后来临，热水浴会使体温升高，推迟大脑释放出"睡眠激素"。晨起后，一个水温稍微低一点的沐浴可以让我们振作精神，提高夜间睡眠的满意度。

三、梦

梦是一种奇异现象，而做梦的经验，也是人所共有的。但在人类文化中，无论古今中外，梦始终是一个谜。诸如：庄周梦蝶、黄粱一梦、南柯一梦等，都是历来为人津津乐道的梦故事。根据心理学家的研究，人人都会做梦，甚至连动物也会做梦。不同之处，就是动物不能在醒来之后，像人那样"梦话连篇"而已。随着现代心理学的进展，对梦的研究越来越深入，千百年笼罩在梦境中的神秘面纱被渐渐撩开，"有梦睡眠有助于大脑健康"，就是最近的研究结论之一。

所谓梦在心理学上的一般解释是，梦是睡眠期中，某一阶段的意识状态下所产生的一种自发性的心理活动。在此心理活动中个体身心变化的整个历程，称为做梦。在一个典型的夜睡中，一般人的第一个梦，大约出现在入睡后的90分钟。梦境的持续时间为5~15分钟（平均为10分钟），整夜的睡眠时间内，在睡眠的各个阶段循环出现，而在一夜内要做4~6个梦；总共有1~2小时的睡眠时间是在梦中。由于人在梦中是以右大脑半球活动占优势，而觉醒后则以左侧大脑半球占优势，在机体24小时昼夜活动过程中，使醒与梦交替出现，可以达到神经调节和精神活动的动态平衡。因此，梦是协调人体心理世界平衡的一种方式，特别是对人的注意力、情绪和认识活动有较明显的作用。心理学家认为，人的智能有很大潜力，一般情况下只用了不到1/4，另外的3/4潜藏在无意识之中，而做梦便是一种典型的无意识活动，通过做梦能重新组合已有的知识，把新知识与旧知识合理地融合在一起，最后存入记忆的仓库中，使知识成为自己的智慧和才能。梦境有助于创造性思维，许多著名科学家、文学家的丰硕成果，不少亦得益于梦的启迪。有人对英国剑桥大学卓有成就的学者进行调查，结果有70%的学者认为他们的成果曾在梦中得到过启发。瑞士日内瓦大学对60名数学家也做过类似调查，有51人承认许多疑难问题曾在梦中得到解答。如果人不做梦，则有可能在某种程度上导致心灵及个性上的紊乱，甚至影响思维灵感的发挥。

做梦是人体一种正常的、必不可少的生理和心理现象。人入睡后，一小部分脑细胞仍在活动，这就是梦的基础。据研究，人们的睡眠是正相睡眠和异相睡眠两种形式交替进行，在异相睡眠中被唤醒的人有80%正在做梦，在正相睡眠中被唤醒的人有7%正在做梦。一个人每晚的梦境可间断持续1.5小时左右。由于梦相伴睡眠周期循环规律，所以在异相睡眠中醒来的人，感觉梦多，而在正相睡眠中醒来的人，感觉梦少。此外，人能记住的梦多在快进入觉醒时，而刚入睡的梦早就消逝得无影无踪了，这也是人们感觉梦多或少的另一原因。无梦睡眠不仅质量不好，而且还是大脑受损害或有病的一种征兆。最近的研究成果也证实了这个观点，即梦是大脑调节中心平衡机体各种功能的结果，梦是大脑健康发育和维持正常思维的需要。倘若大脑调节中心受损，就形成不了梦，或仅出现一些残缺不全的梦境片段，如果长期无梦睡眠，倒值得人们警惕了。当然，若长期噩梦连连，也常是身体虚弱或患有某些疾病的预兆。

第三节　用眼卫生

一、眼球的解剖与视力

眼睛是人体中非常重要的感觉器官，它接受外界物体的光线刺激，然后视神经将光的冲动传送至大脑的视觉中枢而引起视觉。眼睛之所以既能看远又能看近，它主要是依靠比照相机还要精密的眼球，包括眼球内各种组织的作用（图5-1）。它的外壁是一层白色坚韧的巩膜，也叫"眼白"，它好像照相机的暗箱；在眼球的内壁上面有一层薄膜，叫作"视网膜"，它好像照相机拍照时的底片；在视网膜中央附近有一个照相机所没有的东西，叫作"视神经"，它是联系眼球和大脑的桥梁。

在巩膜的前部有一圆形的"角膜"，它是眼球的窗户，是光线进入眼睛的第一道关口；在角膜的后面有一种棕色像海绵样的组织，叫作"虹膜"，它好像照相机暗箱的组成部分。在虹膜中央有一个圆形小孔，叫作"瞳孔"，这是外界光线进入眼睛的唯一通路，当光线强的时候它会缩小，光线弱的时候就会扩大，它好像照相机的光圈。瞳孔的后面是一个透明的富有弹性的"晶

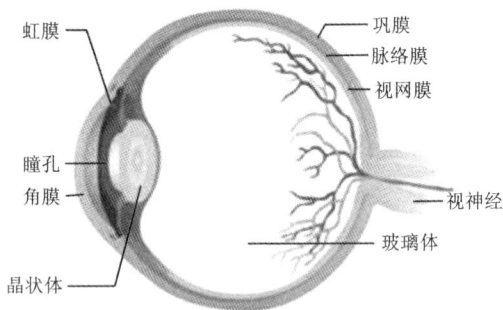

图 5 - 1　眼球的解剖

状体"，它好像一个双面凸透镜。当外面的光线通过好像照相机镜头的角膜和晶状体，经过像光圈一样的瞳孔，到达像底片一样的视网膜上，就产生影像，通过视神经的桥梁，把外界物体的影像带到大脑的视觉中枢，这样就使人在注视远方物体的时候，获得清楚的影像。

视力是指眼睛能看清楚外界物体形象的能力。眼睛的视力，有以下几种不同的名称和含义。

远视力：看远处目标的视力。一般所说的视力，如果前面不加说明，通常是指远视力。

近视力：看近处目标的视力。

裸眼视力：不戴眼镜时的视力。

矫正视力：戴上眼镜以后的视力。

人们的视力必须用视力表做检测才能知道。

二、近视眼形成的原因

在无任何调节的情况下，来自 5 m 以外的光线（即平行光线），经过人眼球的屈光系统，在视网膜上形成了清晰的焦点，即人们能看到的清晰的物像（图 5 -2），称为正视眼。如果眼的屈折能力过强或过弱，或者眼球前后直径（眼轴）太长或太短，使物体发出的光线不能成像在视网膜上，为屈光不正。屈光不正有以下几种类型。

近视：在无调节的状态下，无限远的平行光线通过屈光间质后，在视网膜前形成焦点，在视网膜上也形成虚像，近处的物体不清。

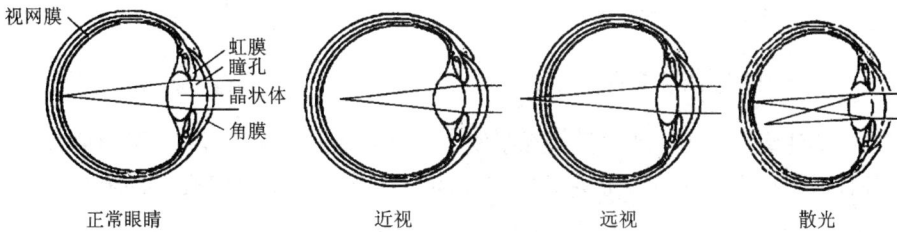

正常眼睛　　　　近视　　　　远视　　　　散光

图 5 - 2　眼球成像示意图

远视：在无调节的状态下，无限远的平行光线通过屈光间质后，在视网膜后形成焦点，在视网膜上也形成虚像，远处的物体不清。

散光：无限远的平行光线在无调节的状态下，各子午线方向的主焦点不能聚焦成点，这样无论远近，它都不能形成一个清晰的物像。

近视眼形成的原因尚无定论，现比较普遍的看法主要是眼球发育期视近过度和遗传因素引起。尤其中、低度近视眼的发展与眼球发育阶段视近过度相关。眼球发育一般在 18～20 岁前停止，近视在 12～18 岁为高速发展期，而这期间正是青少年求知欲强烈，看书多；也因教育制度的问题，功课多、作业忙；又因生活习惯（长时间看电视、电脑等）、游戏方式（游戏机、玩具）的改变，使青少年户外活动明显减少，长期处于视近状态；有人忽视用眼卫生，阅读时不注意距离与姿势，不注意阅读时的照明和时间，光线不充分，照明不够亮或阅读写字连续几个小时不休息，造成与眼球发育阶段同期的这一年龄段用眼卫生不良、视近过度，在这种状态下，睫状肌长期持续收缩，先形成调节痉挛，视力疲劳，以后进一步发展成为近视眼。如果在这个年龄段课外阅读时间小于 2 小时的视近患者数作为基准的话，阅读时间 3 小时的视近患者数则为其 2.1 倍，4～5 小时则为其 3.2 倍，可见视近过度是形成近视眼的最主要原因。

占第二位的是遗传因素。近视眼具有遗传倾向，据统计，如以父母无近视眼的近视患者数为基准的话，父母之一有近视眼的近视患者数为其 2.6 倍，父母都有近视眼的近视患者数为其 3.8 倍。而在高度近视眼中，遗传倾向更为明显。一般近视在 18～20 岁前停止发展，但变性近视或某些高度近视 20 岁后仍有可能发展。在遗传性近视眼中，高度近视属异常染色体隐性遗传，一般近视属多因子遗传病。某些疾病也可因改变晶状体或角膜的屈光力而形成近视眼，如白内障早期、青光眼、圆锥形角膜、角膜葡萄肿、晶体核异常以及晶体移位等。此外，有的学者还认为近视的形成可能与机体缺乏铬、钙等微量元素有关。

三、注意用眼卫生

不注意用眼卫生是导致近视眼发生的重要原因。预防近视、保护视力的各种措施似乎都是老生常谈，但实际却往往被大学生所忽视，需强调以下几点：

（1）坚持望远训练。少年眼球处于生长发育阶段，调节力很强，每天可进行一定时间的望远训练。如清晨眺望远处的建筑物或树木，或在夜晚辨认天空的星斗，还可以在日常休息时对远处某一目标进行辨认。认真对待望远训练并持之以恒，对预防近视眼的发生和发展是很有收益的。

（2）读书写字时应坚持"二要""二不要"。"二要"是：读书写字姿势要端正，眼与书本距离应为 30～35 cm；连续读书 1 小时左右，应休息片刻或向远处眺望一会儿。"二不要"是：不要在光线暗弱和直射阳光下看书，不要边吃饭边看书；不要躺在床上、走路时或在晃动的车厢内看书。

（3）良好的采光、照明。学生写字台要选择室内采光最好的地方安放，光线从左前方来，为防止阳光直射桌面造成炫目，应备有能开启的窗帘。灯具的安装要合理。桌面光照度最好在 80～100 勒克斯以上，如果有专供学习用的台灯则更好。

（4）认真做眼保健操。眼保健操是保护视力的积极措施，做眼保健操时采取坐式或仰卧式均可。将两眼自然闭合，然后依次按摩眼睛周围的穴位。要求取穴准备、手法轻缓，以局部有酸胀感为度。

此外，积极参加体育锻炼，保持体格强壮，避免全身性疾病，都将有利于眼球的正常发育。

四、养成良好的用眼卫生习惯

大学生近视眼的发病率在逐年上升。大学生的眼球调节能力很强，球壁的伸展性也较大，长时间的注视近物，使睫状肌和眼外肌经常处于高度紧张状态，眼外肌得不到充分的休息，导致近视进展加速，所以必须养成用眼卫生的好习惯。

（1）每学习 1～2 小时就要休息 15 分钟，闭目或远眺，让眼睛充分放松。

（2）看电脑时增加眨眼次数以湿润眼球，每分钟眨眼的次数应在 15～20 次。

（3）调整显示器的高度，让眼睛肌肉放松。注意保持荧幕画质与清晰度。

（4）学习环境要保持通风和湿润，光线要柔和。

（5）每天在电脑前学习时间累计不要超过6小时。

（6）戴隐形眼镜的人，平时应注意个人卫生，严格按照正规操作程序戴、卸，不必经常滴眼药水。

（7）一旦眼睛疲劳症状十分严重，必须要在专科医生的帮助下选择合适的眼药水和人工泪液，使眼睛得到充分滋润。

（8）不要依赖眼药水。从眼睛的保健考虑，眼药水能不用就不用，尤其是对于单纯性视疲劳。

（9）近视的人如果经常不戴眼镜的话，视疲劳的发作会比较频繁。

第四节　口腔卫生

口腔内是一个复杂的生态环境。口腔的温度、湿度适于许多微生物的生长与繁殖，口腔内的天然菌群与人类机体有着共生的关系。当口腔的功能发生紊乱，机体健康受到影响，口腔内的生态环境受到破坏，疾病就会发生。

一、龋齿的形成及预防

（一）龋齿形成的原因

日常生活中，人们大多认为患龋齿是由于吃糖太多的缘故，其实，这只是一部分原因。医学界经过长期研究认为，龋齿是四种致病因素共同作用的结果。

（1）细菌。口腔内有大量的细菌生存，其中一些细菌，如变形链球菌、放线菌、乳酸杆菌等具有产生有害牙齿的化学物质的能力，牙齿虽然坚硬，咀嚼食物的磨耗对它的消耗是很小的，但这些化学物质却能够短时间内将其逐渐分解破坏。细菌在牙表面形成一层薄膜，医学上称之为牙菌斑，细菌就是以牙菌斑为基地向牙齿发动进攻的。

（2）食物。细菌产生有害牙齿的化学物质需要原料，而这些原料就是由食物的糖类物质所供给的。食物一方面供给身体以营养，使牙齿更坚固，增强牙齿的抗龋能力；另一方面，食物中含有的糖类物质经过咀嚼吞咽，一部分残留于口腔内，被致龋菌所利用，产生对牙齿具有腐蚀性的物质，从而破坏牙齿硬组织，进而导致龋齿的发生。

（3）牙齿。由于遗传，营养等因素而导致发育过程中钙化水平不同，牙齿钙化程度低的人，牙齿表面凹凸不平，牙釉质层相对较薄弱，容易被破坏；另外，牙齿排列不整齐，食物残渣容易残留，也是龋齿易发的诱因。

（4）时间。致龋菌利用食物残渣中的养分合成破坏性物质，需要一定的时间。

（二）龋齿预防

上述这四个因素共同作用就造成了龋齿的发生，所以，预防龋齿也要从这四方面入手。

目前最有效的预防龋齿的方法是用正确的刷牙方法刷牙。

根据医学研究表明，刷牙应该坚持每天饭后刷牙，刷牙时应采用正确方法，如果方法不正确，不但不能清除细菌和食物残渣，反而会对牙齿产生破坏作用。另外，应经常去医院检查一下，一般至少半年到一年检查一次。自己检查只能发现表面的病变，很难发现牙齿之间发生的龋坏，而借助医生的检查器械等手段则容易得多，一旦发生龋齿，应该立即去医院就诊，医生会根据龋坏的程度给予恰当的治疗。

二、牙齿保健与口腔健康

口腔健康是全身健康的重要组成部分。保护牙齿除了每天刷牙、饭后漱口这些众所周知的方法外，还有一些其他的自我保健措施：

（一）及时清除牙隙间填塞的食物

中国居民口腔健康指南

在咀嚼食物的过程中，牙齿间隙经常夹进食物的纤维，它们对牙齿和牙周组织都有害。我们可以通过刷牙进行清除，以保持口腔卫生。牙齿的发育离不开各种营养食物，因此，不论是成人还是少年儿童，饮食要多样化，不要偏食。要养成正确的咀嚼习惯，正确的咀嚼方法是双侧交替使用。

（二）纠正有损于牙齿的不良习惯

有些婴幼儿由于吮吸拇指、舐牙、咬牙、张口呼吸、咬嘴唇等习惯，造成牙齿的错位和畸形。纠正不良习惯有利于牙齿保健。还有，茶水有利于预防龋齿。茶叶能防龋的主要成分是氟和儿茶酚等物质。氟离子可将牙釉质中的羟基磷灰石变为氟磷灰石，改善了牙釉质的结构，增强其抗酸的作用；儿茶酚等物质可抑制口腔内变形链球菌（即致龋菌）的增殖。常饮茶水或以茶水漱口，可起到保护牙齿和清洁口腔的作用。

（三）睡前刷牙

人在入睡后，细菌在口腔的温度和唾液分泌量减少的情况下很容易繁殖。糖发酵产酸，腐蚀牙齿形成龋洞，因此睡前刷牙要尽量彻底，这对预防牙病有重要作用。但是，有些药物有损于牙齿的健康。四环素、金霉素等药物可以使牙齿发黄或牙釉质发育不全，日后容易发生龋齿，因此不要大量或长期服用这些药物。

（四）养成正确的刷牙习惯和刷牙方法

刷牙次数及时间："三三"工程。即：每天刷 3 次牙，每次 3 分钟，餐后 3 分钟内应刷牙，每个牙的 3 个面均刷到。

竖刷法，是目前最有效的刷牙方法，竖刷法是使牙刷毛束与牙面呈 45°角，转动牙刷头，上牙从上往下刷，下牙从下往上刷，上、下牙列咬面和前后部牙齿都要刷到。

（五）定期检查牙齿

定期检查牙齿可预防牙病滋生。成人最好每年进行一次牙检，发现牙病及时治疗。

三、牙刷、牙膏的选择

（一）如何选择标准的牙刷

刷牙已成为口腔卫生保健最重要而又简单易行、行之有效的方法。而刷牙工具——牙刷又直接关系其效果。如果选择不当，可能既达不到刷牙的效果，又可能对牙齿、牙周组织及口腔黏膜造成损伤。因此，应该选择根据国家和卫生部门制定的标准所设计、生产并提供使用的保健牙刷。保健牙刷的具体标准为牙刷头不应超过 30 mm，且与刷柄有一定角度便于刷到后牙。刷头宽为 10 mm。除刷头的刷毛为 2 排，余下均为 3 排。每排刷毛幼儿为 6 ~ 7 束，小学生为 8 ~ 9 束，通用型为 9 ~ 10 束。每束刷毛间的孔距不能少于 1.5 mm。刷毛为软硬适中的尼龙丝，尼龙丝直径一般不超过 0.3 mm，目前认为 0.18 mm 的尼龙丝的去污能力最强。由于保健牙刷具有刷头短而窄，刷柄扁而直，刷面平齐，毛束之间及每排刷毛之间间隔较大等优点，刷牙时能在口腔内运用自如，有效地刷到牙齿的各个侧面，而且刷毛能伸入到牙齿的各个侧面，因而能有效地清除牙垢、菌斑，并对牙龈有一定的按摩作用。此外尼龙丝不易被水侵蚀，也不易被细菌破坏，有利于牙刷本身的清洁，效果较为理想。

（二）如何选用牙膏

牙膏的选择首先是根据自己的口腔及全身情况。如以抗龋为主特别是在水中含氟量低的地区，则可选用含氟的牙膏，因牙膏中含适量的氟，可增加牙齿的抗龋能力，长期应用可增加牙齿表面的硬度和牙齿对酸的抵抗力，并可减少菌斑的形成。如果是针对患有牙龈出血、牙龈炎、牙周病及黏膜病等患者的辅助治疗，应考虑选用含有抗菌、消炎止血和收敛作用的药物牙膏。如果牙齿因磨损、牙颈暴露等发生牙齿过敏，可考虑选用含有止痛及降低牙组织渗透性的牙膏，如脱敏、防酸牙膏。选择牙膏时应注意虽然氟能够防龋，但如过量则可形成氟斑牙，故在高氟区则不能选用含氟的牙膏。另外，对某种牙膏过敏引起牙龈、口腔黏膜、舌、口唇过敏，出现瘙痒、黏膜溃烂、咽喉炎等症状，甚至引起胃肠不适时，则应停用。药物牙膏不能长期滥用，否则可能致使口腔菌群发生改变甚至使某些细菌产生耐药性，给治疗带来困难，还会引起感染。牙膏应定期更换。还应指出，任何牙膏都不能代替以正确的刷牙方法刷牙。如不认真掌握刷牙方法，就根本达不到口腔保健的目的。如已发生龋病、牙周炎等疾病时，单靠药物牙膏刷牙，是不能治愈牙病的，应尽早去医院治疗。

第六章　营养与健康

营养是人体从外界摄取食物，经过消化、吸收和代谢，利用食物中身体所需要的物质以维持生命活动的整个过程。人的生长发育和健康都与营养息息相关。人体所需要的各种营养主要来自食物，各种食物的营养物质组成不同，但通过不同食物的搭配，机体便可得到所需要的营养物质。了解营养学的基本概念，理解营养与健康的关系，掌握合理营养和平衡膳食的原则，熟悉获取营养的正确途径，对人一生的健康都起着重要作用。

第一节　营养素

营养素是人体生命活动的基础。人体从食物中摄取的能够维持人体生理功能和促进生长发育所必需的物质，称为营养素。目前已知的人体所需要的营养素有40多种，根据其化学性质和生理功能可分为蛋白质、脂肪、糖类（碳水化合物）、矿物质、维生素、水和膳食纤维七大类。

营养素在体内的功能可以概括为三个方面：①供应能量和维持体温；②构成机体组织和修补机体组织；③调节生理功能，维持机体正常的生命活动。

一、蛋白质

蛋白质是生命的基础。从原始的单细胞到人体的组织器官，一切有生命的地方都有蛋白质。蛋白质是生命和机体的重要物质基础。蛋白质构成酶、抗体和某些激素，参与人体内的新陈代谢，维持人体正常生理功能，防止人体受外界细菌、病毒的侵害。蛋白质又是构成各类细胞原生质的主要物质，蛋白质分子，如核蛋白及其相应的核酸是遗传的物质基础。蛋白质几乎参加了人体内的每一项正常生理活动。蛋白质占人体重量的16%～20%，由碳、氢、氧、氮、硫、磷、碘以及某些金属如元素铁、锌等组成。

人体需要的蛋白质是由20多种氨基酸构成的。人体所需要的氨基酸中有8种必须由食物中的蛋白质供给，体内不能合成，称为必需氨基酸。这8

种氨基酸是甲硫氨酸、缬氨酸、亮氨酸、异亮氨酸、赖氨酸、苏氨酸、色氨酸和苯丙氨酸。其他氨基酸是身体内能够合成的，如甘氨酸、丙氨酸、丝氨酸、门冬氨酸、谷氨酸、脯氨酸、羟脯氨酸和半胱氨酸等。

蛋白质是食物营养素的重要部分。含有全部必需氨基酸且比例适宜的蛋白质营养价值较高，称为完全蛋白质或优质蛋白质，如酪蛋白、卵白蛋白、大豆球蛋白等。在其组成中缺少一种或几种必需氨基酸的蛋白质，称为不完全蛋白质。用不完全蛋白质作为唯一的蛋白质来源会引起营养缺乏病。评价一种蛋白质的营养价值高低，主要看其所含 8 种氨基酸是否齐全，含量是否丰富。含完全蛋白质较丰富的食物有鸡蛋、肉、鱼、乳、大豆。米、面等食物所含虽为不完全蛋白质，但一餐中如有多种食物互相补充，就能满足身体的需要，这叫蛋白质的互补作用。

蛋白质长期供应不足，会导致青少年生长发育迟缓，体重不足，智力发育障碍，记忆力减退，对传染病的抵抗力降低；女性可出现月经减少或闭经，严重时发生水肿。

二、脂类

脂类包括脂肪和类脂。日常食用的动植物油，主要成分是脂肪，也含有少量类脂和脂溶性维生素。类脂是人体生理活动中不可缺少的物质，包括磷脂和胆固醇等物质。

脂肪在人体内储存量很大，占成年人体重的 10% ~ 20%，储存脂肪最多的地方是皮下、大网膜和内脏周围。人体内的脂肪除保持体温、固定内脏和起缓冲作用之外，还可以转变为糖供给能量。每克脂肪所释放的能量比等量的糖和蛋白质大一倍多。

人体中的脂类，按生理功能不同，可分为两大类：一类是作为身体基本组织的定脂，如磷脂、胆固醇、脑苷脂等，在体内含量相对稳定；另一类称为动脂，是体内能量储存的主要形式，含量变动较大。如果人体的能量摄入长期过多，多余的能量以脂肪的形式储存起来，即可导致肥胖，长期饥饿则会使人消瘦。

磷脂是细胞结构中不可缺少的组成部分。

体内的胆固醇除食物中供应的一部分外，肝脏还制造一部分。胆固醇是皮肤合成维生素 D 的原料，是肾上腺皮质激素和性激素的主要成分。这些都是生命活动不可缺少的物质，而且胆固醇还是其他营养素新陈代谢不可缺少的。但是胆固醇在血液中含量过高，就会在动脉壁上沉积，形成动脉硬化，这是胆固醇有害的一面。

亚油酸、亚麻油酸、花生四烯酸等为不饱和脂肪酸，是体内生理所必需，并必须从食物中供给，称为必需脂肪酸。植物油中含量较多，故其营养价值比动物油脂高。成年人每天脂肪需要量是 60 g。

三、碳水化合物

碳水化合物又称糖类，是由碳、氢、氧三种元素组合而成的一大类化合物，包括单糖、双糖和多糖。糖类广泛存在于水果、蔬菜、谷类食物和奶产品中，在肉类中含量很少。糖类只有在消化道中分解为单糖（主要是葡萄糖）后，才能被吸收进入血液。血液中的葡萄糖被称为血糖。血糖随血液循环被转运到组织中供细胞利用。糖类是人体最主要的也是最佳的能源物质。人体的有些组织如大脑基本上完全靠血糖供应能量。

我们每天的食物，糖占 80% 以上，其中主要是淀粉。糖在人体内和氧发生作用，变成二氧化碳和水，同时释放出能量，供给人体活动的需要。正常情况下，人体所需要的能量 70% 是由糖提供的。此外，糖类也是组成细胞不可缺少的成分。糖参与脂肪和蛋白质在体内的代谢过程。糖类摄入不足可造成能量不足、生长发育迟滞、体重减轻；摄入过多，转化为脂肪，可致肥胖，并可造成血中甘油三酯增高，从而引起动脉粥样硬化。

糖类的主要来源为粮谷类、薯类、根茎类等。50 g 米或面粉，抵得上 70 mL 50% 的葡萄糖注射液的含糖量。一般人们在生活中，从食物中可以得到足够的糖分，不必再另行补充。但有昏迷、高烧和腹泻的病人，或是进食有困难的病人，就需要另外补充一定量的葡萄糖。

四、矿物质

矿物质又称无机盐。人体中所含的元素，除碳、氢、氧、氮主要以有机化合物的形式存在外，其余各种元素多以无机盐的形式存在。根据体内含量的多少，矿物质被分成两大类：占体重大于 0.01% 的矿物质称为常量元素，如钙、镁、钾、钠、磷、硫和氯；占体重小于 0.01% 的矿物质称为微量元素，现已被确认为人体所必需的有 14 种，即铁、铜、锌、锰、钴、铬、钼、钒、氟、镍、硒、碘和硅。

无机盐不供给能量，但是对维持机体正常的生理功能具有重要作用。以下主要对人体容易缺乏的矿物质钙、铁、锌进行介绍。

（一）钙

钙是人体内含量最多的一种矿物质，约占矿物质总量的40%，成人含钙量达850~1200g。99%的钙以磷酸钙和碳酸钙的形式构成骨骼和牙齿。其余1%以离子的形式广泛分布在血液和组织中，发挥重要的生理功能。如保证神经、肌肉正常的兴奋性、调节肌肉的收缩和舒张、参与凝血过程、作为许多酶的激活剂。

体内的钙都来自食物。食物中的钙以钙盐的形式存在，在胃中被胃酸溶解，最后在肠道内有20%~30%以钙离子的形式被吸收，其余的70%~80%随粪便排出。

钙的吸收受多种因素的影响。谷类中的植酸、某些蔬菜如菠菜、苋菜、竹笋中的草酸都可与钙在肠道中结合成不溶性的钙盐，脂肪消化吸收不良时留在肠道中的脂肪酸可与钙结合成不溶性的钙皂。膳食纤维过多可加快食物通过肠道的速度而影响钙的吸收。而膳食中的维生素D，蔬菜、水果中的维生素C，牛奶中的乳糖均可促进钙的吸收。此外，加强体育锻炼也可促进钙的吸收和储备。

中国营养学会推荐的钙的供给量为每天800 mg，孕妇和乳母应适当增加摄入量。

许多食物都含有较丰富的钙，其中以奶和奶制品中钙含量最丰富，且吸收率高。水产品中以小虾皮含钙量最多，其次是海带。大豆及其制品也含有丰富的钙。此外，绿叶蔬菜中，油菜、芹菜叶、雪里蕻含钙量也较多。

（二）铁

成人体内含有4~5 g铁，其中70%以血红蛋白、肌红蛋白和一些含铁酶的形式存在，发挥着重要的生理功能。其余的为储备铁，主要储备在肝、脾和骨髓中。

铁是血红蛋白、肌红蛋白、过氧化氢酶和过氧化物酶等多种酶的重要成分，在氧的运输和细胞内呼吸过程中起着重要的作用。

食物中的铁有两种形式：血红素铁和非血红素铁。血红素铁的吸收率一般可达20%以上，且不受膳食中其他成分的影响。非血红素铁的吸收率一般只有1%~5%，且其吸收受多种因素影响。谷类和蔬菜中的植酸、草酸、过多的膳食纤维都会影响非血红素铁的吸收。而维生素C以及一些动物性食物如兽肉、禽肉、鱼肉可促进铁的吸收。

我国成年男子铁的每日供给量为15 mg，妇女为20 mg，孕妇为25~35 mg，乳母为25 mg。

动物的内脏(特别是肝脏)、动物的全血、肉类和鱼类等动物性食物都含有较丰富的铁,且吸收率较高。绿色蔬菜,如小白菜、菠菜、油菜等也含有一定的非血红素铁,由于食用量大,也是铁的重要来源。

(三)锌

成人体内含锌约 2.5 g,分布在全身组织中。锌是人体内 70 多种酶的组成成分。这些酶在蛋白质、脂肪、糖和核酸等物质的代谢中发挥着重要的作用。锌的生理作用主要表现在促进生长发育,增进食欲,维护皮肤、骨骼和牙齿的正常,维持正常的免疫功能等方面。

不同食物中锌的吸收率差别很大,平均为 20% ~30% 。谷类和蔬菜中的植酸和草酸及过量的膳食纤维都可降低锌的吸收率。因此动物性食物中锌的吸收率远远高于植物性食物。

我国成年人锌的每日供给量为 11.5 mg。动物性食物是膳食中锌的主要来源。其中以鲜牡蛎最高,其次是畜禽肉、肝脏及蛋类、鱼及其他海产品。谷类和豆类也含的较多的锌。

(四)碘

成人体内含碘为 20 ~50 mg,其中约 20% 在甲状腺中,其余分布在肌肉、皮肤、骨骼、其他内分泌腺和中枢神经系统中。

碘是合成甲状腺素所必需的元素,其主要作用是参与能量代谢、增加氧耗量、维持与调节体温;促进生长发育,对发育期儿童的身高、体重、骨骼、肌肉的增长和性发育起重要作用;促进神经系统发育;维护人体皮肤及头发的光泽。

机体所需的碘可从饮水、食物和食盐中获得。海带、紫菜、海鱼、海参等含碘丰富。动物性食物碘含量高于植物性食物。我国政府要求在盐中加碘,防止碘缺乏症。若长期过量摄入碘,有可能导致甲状腺功能亢进。

五、维生素

维生素是人体代谢过程中必不可少的有机化合物。维生素分为脂溶性维生素和水溶性维生素两大类。水溶性维生素容易在烹调加工过程中损失,而脂溶性维生素与机体对脂肪的消化吸收有关。

主要维生素的来源、生理功能和缺乏症见表 6 - 1。

表 6-1　主要维生素的来源、功用和缺乏症

种类	名称	主要来源	生理功能	缺乏症
脂溶性维生素	维生素 A	胡萝卜、甘薯、蛋黄、肝、绿叶蔬菜、玉米等	维持眼睛在黑暗情况下的视力，维持上皮组织的正常结构，促进生长发育	干眼燥症、夜盲症、上皮增生角化
	维生素 D	晒太阳、蛋黄、鱼肝油、牛奶等	促进食物中钙磷的吸收，促进骨骼的生长发育	儿童易患佝偻病，成年人得骨软化病
	维生素 E	各种绿叶蔬菜及植物油	动物实验证明能维持正常生殖功能，防止肌肉萎缩	一般不会得缺乏症，可用来治疗习惯性流产
	维生素 K	菠菜、白菜、甘薯、西红柿、肝等	促进肝脏合成凝血酶原等	出血不容易止血，血液不容易凝固
水溶性维生素	维生素 B$_1$（硫胺素）	米糠、麦麸、蔬菜、酵母	促进体内糖的氧化，增进食欲	多发性神经炎（脚气病），肠胃功能障碍
	维生素 B$_2$（核黄素）	面粉、花生、鸡蛋、酵母	构成黄酶的辅酶成分，在生物氧化过程中起传递氢的作用	口角炎、舌炎、角膜炎、阴囊炎
	维生素 PP（烟酸和烟酸胺）	谷类、花生、酵母、肝等	构成脱氢酶辅酶的成分，在生物氧化过程中起传递氢的作用	癞皮病（包括皮炎、腹泻和神经炎）
	泛酸	谷类、菠菜、酵母、肝等	构成辅酶 A 的成分	未发现缺乏症
	维生素 B$_6$	米糠、各种谷类胚芽、肝	构成氨基酸转氨酶和脱羧酶的辅酶成分	未发现缺乏症，可用于止吐
	叶酸	各种绿叶植物、肝等	与红细胞的成熟有关	巨幼细胞性贫血
	维生素 B$_{12}$	肝、酵母	与红细胞的成熟有关	巨幼红血细胞性贫血、恶性贫血
	维生素 C（抗坏血酸）	各种蔬菜、水果、红枣、冬季松针	参与细胞间质的形成和细胞代谢	牙龈及皮下出血，严重的患维生素 C 缺乏病

六、水

水对人类生存的重要性仅次于氧气，是人类维持生命活动的物质基础。成人体重的50%～70%是水分，新生儿总体水量约占体重的80%，婴幼儿约占体重的70%，成年男性总体水量约占体重的60%，女性约占体重的50%～55%。水在体内主要分布于细胞内和细胞外，细胞内水量约占总体水量的2/3，细胞外占1/3。

成人一般每天大约需要补充水分2500 mL，其中1000～1500 mL来自食物当中的水分与体内代谢产生的水分，其余部分通过饮水补充。水是细胞的重要组成成分，是体内重要的溶剂、良好的体温调节剂和润滑剂。水参与了营养物质的消化、吸收、运输和代谢废物的排泄，使人体内新陈代谢得以顺利进行；水有利于调节和维持体温的正常；水在体内形成体液，在关节、胸腔、腹腔及胃肠道起到缓冲、润滑、保护作用；水在维持血容量、维持腺体的正常分泌等方面均有重要作用。

水摄入不足或丢失过多，可引起机体失水也称脱水。失水达体重的2%表现为口渴、食欲降低、消化功能减弱、少尿；失水达体重10%可出现烦躁、眼球内陷、皮肤失去弹性、全身无力、体温脉搏增加、血压下降；失水超过体重20%以上时，会引起死亡。

水摄入量超过水排出量时，可引起水中毒。

七、膳食纤维

膳食纤维是植物性食物中不能被人体消化吸收的一种多糖类碳水化合物，由于不能被人体消化吸收和利用，过去一直没有引起人们的重视，但现代医学和营养学研究已经证明了它对人体具有重要的生理作用，故目前已被中国营养学会列为第七大营养素。

膳食纤维本身不提供能量，没有营养价值，但它对调节胃肠的消化、吸收、排泄、降低胆固醇、减缓糖类的吸收速度起到重要作用，是预防多种慢性病的重要物质，被称为肠道的"清道夫"。膳食纤维的主要功能包括刺激肠道蠕动和消化液分泌，有利于消化和排便，防止便秘；吸附肠道的致癌物质，可以防癌；能与胆固醇、甘油三酯结合，再随粪便排出，降低体内胆固醇和甘油三酯，预防心脑血管疾病；减缓葡萄糖吸收的速度，使血糖和胰岛素变化平稳，有利于预防糖尿病；膳食纤维有助于预防过多食物摄取和脂肪堆积，预防肥胖。

膳食纤维的主要来源是天然的植物性食物，如蔬菜、水果、谷类、薯类和豆类。精细加工的植物性食物含膳食纤维很少，动物性食物不含膳食纤维。

第二节　合理膳食

人体所需的营养素，除极少可以在人体内自行合成外，大部分必须从食物中摄入才能被合成。各种食物所含的营养成分不完全相同。除母乳外，任何一种天然食物都不能提供人体所需的全部营养素。每种营养素每天都需要一定的摄入量，过多或过少都会造成营养失衡，即营养过剩或营养不良。因此提倡人们要注意平衡膳食，以达到合理营养和促进健康的目的。

平衡膳食，是指膳食组成应包含多种食物，所含营养素种类齐全、数量充足、配比适宜，能满足机体生理活动与健康需要。平衡膳食强调多种天然食物组成膳食，既要维持生长发育、保持正常体重、预防营养不良，又要防止营养不均和营养过剩的发生。

一、中国居民膳食指南

膳食指南是营养学家根据营养学原理，对膳食中食物的选择与搭配提出的指导性建议。中国居民膳食指南是根据营养学原则，结合中国国情制定的。

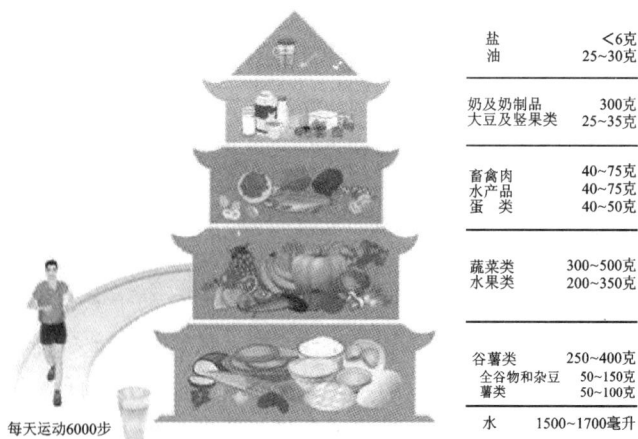

盐	<6克
油	25~30克
奶及奶制品	300克
大豆及坚果类	25~35克
畜禽肉	40~75克
水产品	40~75克
蛋　类	40~50克
蔬菜类	300~500克
水果类	200~350克
谷薯类	250~400克
全谷物和杂豆	50~150克
薯类	50~100克
水	1500~1700毫升

每天运动6000步

图6-1　中国居民平衡膳食宝塔(2016)

2016 年 5 月 13 日,国家卫生计生委发布了《中国居民膳食指南(2016)》,提出了针对 2 岁以上的所有健康人群合理膳食的 6 条核心推荐:

(一)食物多样,谷类为主

(1)每天的膳食应包括谷薯类、蔬菜水果类、畜禽鱼蛋奶类、大豆坚果类等食物。

(2)平均每天摄入 12 种以上食物,每周 25 种以上。

(3)每天摄入谷薯类食物 250～400 g,其中全谷物和杂豆类 50～150 g,薯类 50～100 g。

(4)食物多样、谷类为主是平衡膳食模式的重要特征。

(二)吃动平衡,健康体重

(1)各年龄段人群都应天天运动、保持健康体重。

(2)食不过量,控制总能量摄入,保持能量平衡。

(3)坚持日常身体活动,每周至少进行 5 天中等强度身体活动,累计 150 分钟以上;主动身体活动最好每天 6000 步。

(4)减少久坐时间,每小时起来动一动。

(三)多吃蔬果、奶类、大豆

(1)蔬菜水果是平衡膳食的重要组成部分,奶类富含钙,大豆富含优质蛋白质。

(2)餐餐有蔬菜,保证每天摄入 300～500 g 蔬菜,深色蔬菜应占 1/2。

(3)天天吃水果,保证每天摄入 200～350 g 新鲜水果,果汁不能代替鲜果。

(4)吃各种各样的奶制品,相当于每天液态奶 300 g。

(5)经常吃豆制品,适量吃坚果。

(四)适量吃鱼、禽、蛋、瘦肉

(1)鱼、禽、蛋和瘦肉摄入要适量。

(2)每周吃鱼 280～525 g,畜禽肉 280～525 g,蛋类 280～350 g,平均每天摄入总量 120～200 g。

(3)优先选择鱼和禽。

(4)吃鸡蛋不弃蛋黄。

(5)少吃肥肉、烟熏和腌制肉制品。

(五)少盐少油,控糖限酒

(1)培养清淡饮食习惯,少吃高盐和油炸食品。成人每天食盐不超过 6 g,每天烹调油 25～30 g。

(2)控制添加糖的摄入量,每天摄入不超过 50 g,最好控制在 25 g 以下。

（3）每日反式脂肪酸摄入量不超过 2 g。

（4）足量饮水，成年人每天 7～8 杯（1500～1700mL），提倡饮用白开水和茶水；不喝或少喝含糖饮料。

（5）儿童少年、孕妇、乳母不应饮酒。成人如饮酒，男性一天饮用酒的酒精量不超过 25 g，女性不超过 15 g。

（六）杜绝浪费，兴新食尚

（1）珍惜食物，按需备餐，提倡分餐不浪费。

（2）选择新鲜卫生的食物和适宜的烹调方式。

（3）食物制备生熟分开，熟食二次加热要热透。

（4）学会阅读食品标签，合理选择食品。

（5）多回家吃饭，享受食物和亲情。

（6）传承优良文化，兴饮食文明新风。

二、大学生的合理膳食

（一）青春期营养特点

青春期身体活动量大，又处于生长发育阶段，营养需要必然增加。一个普通的成年男子，一天所需热量为 10048 kJ，但一个 16 岁的男孩，比成年人还要多 1/6，蛋白质、钙、铁、维生素 B_1、维生素 B_2 和烟酸的日需要量也超过成年人，只有维生素 C 和维生素 D 的需要量与成年人相当。

必须注意男女在营养上的差别。总热量女低于男，但铁的需要量女高于男，尤其在月经来潮期间，每周期可丢失铁 15～30 mg，所以女孩应该经常吃含铁丰富的食物。

蛋白质的供应必须保证优质、充分。动物蛋白固然好，但多吃点干、鲜豆类和豆制品、浓豆浆也同样有价值。蛋白质是构成细胞的原料，如果缺乏太多，身体发育就会受影响，甚至出现严重疾病。

（二）大学生合理膳食的基本原则

饮食与健康的关系十分密切，营养不足或过度都会损害健康。例如进食油脂过多，则易发生肥胖症、冠心病和某些癌症；长期素食会早衰；维生素缺乏会造成疾病，某些维生素过多也会中毒。花钱多的食物不一定营养就高，廉价的食物也许更符合身体的需要。大学生合理的膳食原则是：

1. 食物要多样

我国营养学工作者将食物分成五大类：第一类为谷类、薯类、杂豆类。主要提供碳水化合物、蛋白质和 B 族维生素，是我国膳食的主要热能来源；

第二类为动物性食品，包括肉、禽、蛋、鱼、奶等主要提供蛋白质、脂肪、矿物质和 A 族维生素和 B 族维生素；第三类为大豆及其制品，主要提供蛋白质、脂肪、膳食纤维、矿物质和 B 族维生素；第四类为蔬菜水果，主要提供膳食纤维、矿物质、维生素 C 和胡萝卜素；第五类为纯热能食物，包括动、植物油脂，各种食用糖和酒类，主要提供人体热能。

这五大类食物均应适量摄取。要注意动物性食品和纯热能食物不宜过多，这样可以保持我国膳食以植物性食物为主、动物性食物为辅、热能来源以粮食为主的基本特点，避免西方发达国家膳食模式所带来的脂肪过多、热能过高等弊端。要注意在各类食物中尽可能地选择不同的食物品种，以达到食物多样化和营养素供给较为平衡的目的，特别是应多选用一些绿色或其他深色蔬菜，以补充人体所需胡萝卜素(维生素 A)和矿物质。

2. 饥饱要适当

太胖或太瘦都不利于人体健康，各国膳食指南都把维持正常体重放在重要位置。我国人民根据长期的养生经验提出的"食不过饱"的主张，也就是饮食要适度，饥饱要适当，以达到营养适宜的程度，使摄入与消耗相适应，避免身体超重或消瘦。进食量可以自身调节，当食欲得到满足时，其营养一般可以满足。当营养不足或病后恢复时，进食量要相应增加，以补充营养，恢复正常体重。经常测量体重是衡量饮食是否适度的实用方法。

3. 油脂要适量

脂肪是膳食的重要成分。它是最浓缩的热能来源，提供必需的脂肪酸，改善食品风味。但过多的饱和脂肪酸(动物性脂肪)会增高血中胆固醇含量，是冠心病的致病因素之一。我国膳食结构正发生比较大的变化，部分地区、大城市，有不少人的脂肪摄入量已经超过 30%。中国营养学会建议，脂肪摄入以不超过热能供给量的 30% 为宜。

4. 粗细要搭配

不为人体消化酶分解的膳食纤维对人体健康有益。它们能刺激肠道蠕动，减少便秘，对心血管病、糖尿病、结肠癌等有一定的预防作用。每天要吃不同类型富含膳食纤维的食物，如粗粮、杂粮、豆类、蔬菜、水果等。要多吃些粗米、杂面，少吃精米、白面，因为米碾得太精，谷粒中所含维生素、矿物质和膳食纤维等，大部分流失到糠麸之中，对人体健康不利。

5. 食盐要限量

食盐含钠和氯，两者都是人体必需的。但钠摄入量过高与高血压的发病率呈正相关。成年人对钠的需要，每日平均为 2 g，合食盐 5 g 左右。我国膳食中食盐用量较高，平均每日消费量每人 15 ~ 16 g。为了有利于高血压的预防，世界卫生组织建议每人每日用量以不超过 5 g 为宜，原则是"食不过咸"。

6. 甜食要少吃

多吃糖引起的最主要的问题是龋齿。糖过多还影响其他营养素的摄入量，对于幼年儿童尤应注意。为了保持牙齿卫生，吃糖后最好漱口。

7. 饮酒要节制

高浓度酒热量很高，但无其他营养素。无节制饮用高度白酒，会使食欲下降，食物摄取量减少，以致发生营养缺乏，严重的还会发生酒精中毒、肝硬化。因而，严禁酗酒，不宜无节制饮酒。

8. 三餐要合理

建立合理饮食制度，切忌暴饮暴食，提倡少吃零食。每日 3 餐，热能分配早餐占 30%、午餐 40%、晚餐 30% 较为合适。当然要照顾生活习惯和工作制度，可以适当调整。但要提倡吃好早餐，因为上午的学习和工作都比较紧张，营养不足难以维持高效。

第三节　饮食卫生

食物从种植到收获、捕捞、屠宰，从生产到加工、储藏、销售、烹调，直到食用，都有可能受到污染。生物性污染，如细菌、真菌及其毒素，使食品霉烂变质，吃了便会发生食物中毒。特别严重的是黄曲霉素在霉变的花生、玉米中含量很高，是很强的化学致癌物质。生吃蔬菜、水果，如黄瓜、西红柿等，大肠埃希菌(大肠杆菌)检出率 90%，其他杆菌、病毒、包囊虫、虫卵也常检查到。如将蔬菜充分洗涤，细菌就可减少 80%，根茎上的细菌可减少92.7%。如果用开水洗涤或消毒水浸泡，常可达到一定的消毒灭菌作用。用流动的自来水洗手，可使手上的细菌除去 95% 以上。因此，只要养成良好的卫生习惯，如饭前便后洗手，不喝不洁的生水，生吃的蔬菜、水果食前应洗涤干净或削皮。很多水果的果皮里含维生素 C 比果肉里的含量高，为了保持水果的营养成分，过去曾有人提倡吃水果不削皮，但目前农药应用十分广泛，毒性较大的农药仍然用得较多，这些农药有的能够随着果实的生长而附在果皮上，根据对苹果的化验，果皮中的残留农药量比果肉中高 2 ~ 10 倍。果皮上的农药用水是洗不掉的，为了防止果皮中残留农药对身体的危害，吃水果还是削皮好。不要吃马路旁出售的凉粉、凉拌菜或其他不卫生的食品，不用公用餐具等，就可以大大减少病从口入的机会。

第七章　运动与健康

第一节　运动对人体的影响

一、运动促进人体发育和机能发展

（一）运动有利于提高机体对外界环境变化的适应能力

运动能增强神经系统的兴奋过程，提高中枢神经系统的反应速度和大脑皮层的分析、综合能力，控制和调节人体各系统器官的活动，以保证机体对外界不断变化的环境的适应能力。调查证明，球类运动员的视野比一般人广阔，中枢神经系统反应速度比一般人要快，这正是运动能促进大脑皮质功能提高的表现。

（二）运动能提高运动系统机能

体育锻炼能使骨骼变粗、变厚、变长，骨结节粗隆增大，骨小梁排列产生适应性变化，肌肉工作加强，使肌肉纤维增粗。经常参加体育锻炼的人，肌肉显得发达、结实、匀称有力。

（三）运动能使循环系统机能提高

经常从事体育锻炼可以使心肌增强、收缩有力；心肌增厚，心容量增大，心脏重量增加；心脏每搏输出量增加，心跳频率减慢。一般人心脏每分钟跳动 70～80 次，而运动员只要 50～60 次就够了。

（四）运动能使呼吸系统机能增强

经常锻炼能使胸廓发育良好，呼吸肌收缩力增强，膈肌升降幅度加大，胸围和肺活量明显高于缺乏锻炼的人。一般人安静时每分钟呼吸为 12～18 次，经过训练的运动员 8～10 次；一般人肺活量女性为 2000～2500 mL，男性为 3000～3600 mL，经常参加体育锻炼者女性可达 3000～4000 mL，男性可达 4000～5000 mL。

（五）对消化系统有良好的作用

人们在进行体育锻炼后，消化腺分泌的消化液增多，消化道蠕动加强，促进对食物的消化、吸收，对肝脏和胃肠起按摩作用，对消化有着积极作用。经常参加体育锻炼可以防治胃肠疾病，对内脏下垂、消化不良、便秘等有较好的防治效果。

二、运动能发展身体素质，提高基本活动能力

（一）运动能发展身体素质

身体素质是指人体在体育锻炼中各系统器官表现出来的各种机能的能力。通常包括速度、力量、耐力、灵敏度和柔韧性等几项指标。身体素质也是体质状况的重要内容。根据运动性质可以把身体锻炼分为发展速度、力量、耐力、灵敏和柔韧等素质的锻炼。身体素质要通过活动能力来表现，而活动能力又要通过身体锻炼来表现。不同的身体锻炼可以发展不同的身体素质，如速度素质对提高运动成绩起着重要作用，助跑速度直接影响着急行跳远的成绩。不同的运动项目对力量素质的要求有所不同，如投掷、举重、足球、体操等项目对力量素质要求较高。

（二）运动能提高人体基本活动能力

人体基本活动能力取决于机体各组织系统的功能，而体育锻炼是提高各组织器官机能的有效手段。同时，体育活动又是对跑、跳、投基本活动技能的直接锻炼。所以，不论参加何种身体锻炼，都能使人体的基本活动能力得到改善和提高。

三、运动能提高人体适应外界环境的能力，发展心理素质

（一）运动能提高人体适应外界环境的能力

外界环境是指自然环境和社会环境。外界环境是一个复杂的综合体。一切生物都要适应自然环境而生存，自然环境的变化不可避免地使人受到影响，人体必须随时调节各器官的功能来适应环境的变化，使人体保持暂时的相对平衡。例如：人体受到寒冷的刺激时，中枢神经立即调动全身各器官加速活动，使皮肤血管收缩，减少散热，体内增加产热，以抵抗寒冷的刺激。反之，在炎热的条件下，皮肤血管和汗腺舒张，大量出汗加强散热。不经常参加体育锻炼的人，突然遇到环境的变化，很不容易适应，可能因环境不适应，造成代谢紊乱，产生疾病。而经常参加体育锻炼的人，则很快可以适应变化的环境，避免机体代谢紊乱。所以，要适应未来生活与工作的需要，就

必须加强体育锻炼，提高适应外界环境的能力。

（二）运动能发展人的心理素质

体育运动可使人心情舒畅，精神愉快，调节人们某些不健康的情绪和心理，产生正面的心理效应。美国心理学家对学生做"跑步"实验，发现"跑步"成功地减轻了学生们在会考期间的紧张、忧虑情绪，大大地提高了会考成绩。

通过体育运动还可以培养良好的个性、人际关系和团队精神，塑造持之以恒、顽强拼搏的精神品质。

第二节　运动的基本原则

体育运动能增强体质，但是必须科学地进行锻炼，才能取得预期的效果，避免伤病事故发生。进行体育锻炼必须遵循以下原则：

一、自觉性原则

自觉性原则是指大学生参加体育锻炼要从思想上认识到体育锻炼对身体和学习的重要性，完全自愿地、主动地、积极地参加各项体育运动。

二、经常性原则

经常性原则是指参加体育运动要持之以恒，做到夏练"三伏"、冬练"三九"，不能"三天打鱼，两天晒网"。运动训练必须经常地、系统地进行，多次重复才能巩固、掌握运动技术，达到强身健体的目的。

三、从实际出发原则

进行体育运动时必须根据参加者的健康状况、技术水平、年龄和性别等个人特点及运动设施、运动场地等情况制订运动计划。健康状况良好的，可进行较大运动量和较复杂的运动；体弱者要注意逐步增加运动量；患有某种疾病者，应根据具体情况进行医疗体育或在医生的指导下进行体育运动。另外，要根据所处的运动场地和设施来选择体育运动项目，使体育运动更具针对性。

四、循序渐进原则

循序渐进是指体育运动的动作由简单到复杂、由易到难，运动量由小到大，速度由慢到快，时间由短到长，使身体各器官的活动机能逐步提高。运动增加的难度和量，应该是运动者经过努力可以达到的程度，如果超过了身体的负担能力，就会使身体各器官适应不了，反而有害于健康。

五、全面性原则

人的身体是一个统一的机体，各器官系统是互相联系、互相促进和互相协调的，进行体育运动应注意全面发展身体的运动素质，包括速度、力量、耐力和灵敏度，以使身体全面、均衡、协调地发展。一是体育锻炼的项目要呈现出丰富性和多样性，因为不同的锻炼项目对身体机能的影响和作用是不一样的，因此要选择多样化的运动项目。当然，选择的项目过多也不必要。二是由于条件的限制，不可能选择较多的运动项目时，要选择一种能使较多器官或部位得到锻炼的运动形式，以保证对身体功能的锻炼。局部运动应与其他部位的运动相交替，各类运动相穿插，这样才能使身体得到全面协调发展，从而促进身体健康。

六、安全性原则

体育运动的宗旨是强身健体，若在体育运动中受伤，则直接违背了这一宗旨。因此，体育运动要注意安全和保护，确保安全第一，预防为主。遵循安全性原则应注意以下几点：

（1）充分的运动前准备，时间以 4～6 分钟为宜。

（2）纠正"运动得越多越好"的错误观点。注意劳逸结合，运动的频率、时间和强度都要适度。一般认为正常成人每周从事 3～4 次，每次 20～40 分钟的有氧运动最合适，运动的强度在中等或中等以上为宜。在锻炼当中应该及时进行自我医务监督，根据观察、体验自身各器官的反应来掌握运动量。其指标有两个：一是自我感觉。锻炼后，全身舒畅，心情愉快，体力充沛，睡眠良好，食欲增加，四肢有力，说明运动量掌握得比较适当。如果锻炼后感到十分疲劳，甚至在休息一夜后仍有疲劳感，并有头晕、心慌、恶心、食欲不振、四肢无力、睡眠不佳等症状，就说明运动量过大。二是测脉搏。在锻炼后立即测脉搏，用运动时所达到的心率与运动者可以达到的最大心率之比值来衡量。不同年龄的人运动心率的选定不同，不能超过最大心率的85%。用220 减去年龄，就是你的最大心率。例如 20 岁的人最大心率为 200 次/min（220－20），他的运动最大心率不应超过 170 次/min（200×85%）。如果低于此数，运动量还可适当加大；如果超过就证明运动量过大了，就要及时调整运动量。如果出现了异常情况，要及时进行全面检查，并注意休息调整。相同年龄的人也并非使用同一个运动强度，要根据自己的体能状态来选用适宜的运动强度。

（3）科学掌握运动时机。餐后、饥饿或疲劳时不宜立即运动，大病初愈不能进行强度较大的运动。

（4）不要在雾中锻炼，有条件的最好不在雨中锻炼。

（5）在不熟悉的水域不要下水游泳或潜水。

（6）慢性病患者应在医生指导下进行锻炼。

（7）每次运动后要做放松和伸展活动。

（8）剧烈运动后不要即刻洗冷水澡。

（9）女生在月经期要避免剧烈运动和游泳等。

第三节 运动项目的选择

适合大学生的运动项目很多，如篮球、足球、排球、羽毛球、乒乓球、单双杠、跳高、跳远、标枪、铅球、跑步、举重、游泳、技巧、登山、艺术体操、健美运动、武术、太极拳等，这些运动都有利于增强体质，大学生可根据学习的不同阶段、个人兴趣、身体素质、体形结构、性别、健康状况、场地设施、师资条件等有计划、有针对性地选择和确定可行的运动项目。

青春发育初期，体育锻炼宜选择以灵敏性、协调性和柔韧性为主的活动项目。如原地跑、原地跳、健美操、广播操、游泳、乒乓球、武术、跳绳、跳皮筋、踢毽子、压腿、踢腿、劈叉等练习。青春发育中期，体育锻炼宜选择以速度为主并兼顾青春初期的活动项目。如短距离快跑、变速跑、反复跑、健身跑、跑楼梯、跳绳、爬竿、羽毛球等。青春发育后期，各器官发育日趋成熟并接近成年人，体育锻炼可增加速度耐力、一般耐力和力量型练习的项目，如中长跑、登山、游泳、骑自行车、拔河、足球、篮球、哑铃、杠铃、引体向上、俯卧撑、仰卧起坐、旅游、滑冰、划船等。大学生进行运动应以全面发展身体素质为目的，进行多项性和交叉性的体育锻炼，防止引起身体各部位发育的不匀称。如生长发育正常，身体健康，体质状况良好，有一定锻炼基础，可以选择运动量较大的一些锻炼项目，如长跑、短跑、足球、篮球、骑自行车等；如果体质较弱或健康状况不佳，则应循序渐进地进行医疗性质的体育活动，选择一些运动量较小的锻炼项目，如散步、快步走、慢跑、太极拳、太极剑、医疗保健体操、气功等，以达到增强体质和治疗某些慢性疾病的目的。

大学生由于学习内容多，学业负担较重，经常处于久坐学习的状态，脑力劳动较紧张，因此在学习一定时间后，应参加适宜的体育活动来进行积极性休息。如做课间广播操、眼保健操和积极参加下午的课外活动等，可使原来兴奋的那些大脑细胞得到完全、充分的休息，有助于提高工作、学习的效率和保持健康。

女青年在月经期间，如果身体健康，反应轻微的，应坚持适当的体育运动，如慢跑、广播操、太极拳、乒乓球及韵律活动等。这样有利于改善盆腔血液循环，减轻由于盆腔充血引起的腰腹酸胀、坠痛等不舒适的感觉，还能调节大脑皮质功能，使精神愉快，减少烦躁情绪。但须注意，要避免剧烈的跳跃，也不宜参加体育竞赛，尤其不要去游泳。

长跑使身材颀长健美，游泳使体型匀称健美，跳绳使肌肉结实灵敏，举重使肌肉丰满健美。速度项目要求身材高；速度耐力项目要求除具备上述身材外，体重要轻。小个子宜选体操、武术等，身材高大宜选篮球、排球等。夏季宜选游泳，冬季宜选长跑，春秋季宜选球类活动。

第四节　运动损伤的防治

在体育运动过程中所发生的损伤，称为运动损伤。

一、运动损伤的原因

（1）思想上不重视，麻痹大意。这是所有运动损伤因素中最主要的因素。运动前不检查器械，预防措施不得力，好胜心强，常在盲目和冒失行动中受伤。

（2）运动前准备活动不充分，使运动器官、内脏器官机能没有达到运动状态，易造成损伤。

（3）运动情绪低下或在畏难、恐惧、害羞、犹豫以及过分紧张时易发生伤害事故。有时因缺乏运动经验，缺乏自我保护能力而致伤。

（4）运动内容组合不科学、方法不合理、纪律松散及技术上的错误等，都可能造成损伤。

（5）运动场地狭窄，地面不平坦，器械安置不当或不坚固，锻炼者拥挤或多种项目在一起活动，容易相互冲撞造成损伤。

（6）空气污浊、噪音大、光线暗淡、气温过高或过低以及运动服装不符合要求等原因，都可能直接或间接造成伤害事故。

二、运动损伤的预防

（1）认真做好运动前准备。选择安全、适宜的运动场地。检查运动器材，熟悉各种器械的使用方法。开始运动前，认真做好准备活动，对可能发生运动损伤的环节和易伤部位要及时做好预防措施。禁止穿不适合运动的鞋和服装参加体育运动。

（2）合理安排运动量，不可长时间超负荷运动，防止局部运动器官负担过重。

（3）加强保护与帮助，特别要提高自我保护能力。如身体失去平衡时，要立即向前或向后跨一步，以保持身体平衡；当人快要跌倒时，应立即屈肘低头，团身顺势滚动，切不可直臂或肘部撑地；由高处跳下时，用前脚掌着地，注意屈膝弯腰，两臂自然张开，以利缓冲和保持身体平衡。

（4）伤病初愈康复期内、失眠、饥饿、过饱、酗酒、情绪不佳等情况下，不宜参加训练和比赛。

三、常见运动损伤及处理

（一）软组织损伤

软组织损伤是皮肤、肌肉筋膜、肌腱腱鞘、韧带、关节囊、滑囊、血管、神经等组织的损伤。根据伤部皮肤和黏膜是否完整，分为开放性损伤和闭合性损伤两类。

1. 开放性软组织损伤

（1）擦伤。擦伤是皮肤受到外力摩擦所致，皮肤被擦破出血或有组织液渗出。创口浅、面积小的擦伤，可用生理盐水或凉开水洗净创口，周围用70%的酒精或碘酊棉球消毒，待干即可，无须包扎。关节附近的擦伤不宜使用暴露疗法，以免皮肤干裂而影响关节运动。

（2）撕裂伤。皮肤撕裂伤多发生于头部，尤以额部和面部较多见，如篮球运动中眉弓部被他人肘部碰撞，引起眉际皮肤撕裂。若撕裂伤口小，经止血、消毒处理后，可用创可贴等黏合；伤口较大则需缝合，必要时要使用抗生素治疗。

（3）刺伤和切伤。田径运动中被钉鞋或标枪刺伤，冬季滑冰时被冰刀切伤，其处理方法基本上与撕裂伤相同。凡被不洁物致伤且创口小而深时，应注射破伤风抗毒素。

2. 闭合性软组织损伤

常见闭合性软组织损伤有以下五种：

(1)挫伤。由钝力直接作用于身体某部所致，如运动中相互冲撞，或被踢打，或身体某部位碰击在器械上。轻者仅是皮下组织(如肌肉、韧带等)挫伤，重者(如头、胸、腹部和睾丸挫伤)常因某些器官的损伤而合并休克。在体育运动中比较常见的是股四头肌和小腿前部挫伤。

(2)肌肉肌腱拉伤。肌肉主动地猛烈收缩，其收缩力超过了肌肉本身所承担的能力，或肌肉受力牵伸时超过了肌肉本身特有的伸展程度，均可引起肌肉拉伤。拉伤可发生在肌腹或肌腱交界处或腱的附着处。由于致伤力的大小和作用性质不同，可引起肌肉、肌腱部分纤维断裂、完全断裂或微细损伤的积累。除肌肉本身的拉伤外，常可同时合并肌肉周围的辅助结构如筋膜、腱鞘和滑囊的损伤。

(3)关节韧带扭伤。由间接外力所致，即在外力作用下，关节发生超常范围的活动而造成的损伤。轻者发生韧带部分纤维的断裂；重者则韧带纤维完全断裂，引起关节半脱位或完全脱位，同时可合并关节囊滑膜和软骨损伤。

(4)滑囊炎。滑囊是结缔组织构成的密封小囊，囊内有少量滑液，多位于关节附近，介于肌肉或肌腱附着处与骨隆起之间，可以减轻肌肉、肌腱与骨之间的摩擦。因受到外力的直接撞击，囊壁受到损伤而发生急性滑囊炎，或因局部活动过多，囊壁受到反复磨擦而发生慢性损伤，导致滑囊炎。

(5)肌腱腱鞘炎。腱鞘是两层纤维膜构成的长形密封小管，套在肌腱周围，腱鞘的内层覆盖在肌腱的表面，外层附在周围的韧带及骨面上，两层之间有少量滑液，可以减少肌腱活动时与周围结构间的摩擦。由于肌肉反复收缩，使牵拉的肌腱与腱鞘不断摩擦，引起肌腱腱鞘的创伤性炎症。由于局部鞘管壁逐渐增厚，管腔变窄，有时肌腱渐呈梭形膨大，因此当肌腱通过狭窄处时即发生弹响或交锁，故称狭窄性腱鞘。

3. 急性损伤处理原则

急性损伤可分为早、中、晚三期。

(1)早期。系指伤后 24 ~ 48 小时内。此期病理变化的主要特点是组织撕裂或断裂后，出现血肿和水肿，发生反应性炎症。临床上表现为损伤局部的红、肿、热、痛和功能障碍。因此，该期的处理原则是制动、止血、镇痛、防肿及减轻炎症。处理方法可根据具体情况选用一种或数种并用。冷敷、加压包扎并抬高伤肢应在伤后立刻进行，有制动、止血、止痛及防止或减轻肿胀的作用。冷敷一般使用氯乙烷或冰袋，而后用适当厚度的棉花或海绵置于伤部，立即用绷带稍加压力进行包扎。24 小时后拆除包扎固定，根据伤情再做进一步处理。外敷新伤药常可达到消肿、止痛和减轻炎症的效果。此外，若伤后疼痛较剧烈，可服用止痛剂。如局部红肿显著，可同时服用清热、止痛、活血、化瘀的中药。

（2）中期。系指受伤 24～48 小时以后。此期病理变化和修复过程的主要特点是肉芽组织已经形成，凝块正在被吸收，坏死组织逐渐被清除，组织正在修复。临床上，急性炎症已逐渐消退，但仍有淤血和肿胀。因此，该期的处理原则主要是改善局部的血液和淋巴循环，促进组织的新陈代谢，加速淤血和渗出液的吸收及坏死组织的清除，促进再生修复，防止粘连形成。治疗方法有理疗、按摩、针灸、药物痛点注射、外贴活血膏或外敷活血、化瘀、生新的中草药等，可选用几种方法进行综合治疗。热疗和按摩在此期的治疗中极为重要，但是，按摩手法应从轻到重，从损伤周围到损伤局部，损伤局部的前几次按摩必须较轻。

（3）晚期。损伤组织已基本修复，但可能有瘢痕和粘连形成。临床上，肿胀和压痛已经消失，但功能尚未完全恢复，锻炼时仍感到微痛、酸胀和无力，个别严重者出现伤部僵硬或运动功能受限等。因此，该期的处理原则是恢复和增强肌肉、关节的功能。若有瘢痕和粘连，应设法软化或分离，以促进功能的恢复。治疗方法以按摩、理疗和功能锻炼为主，配合支持带固定及中草药熏洗等。

（二）脱臼、骨折和脑震荡

1. 脱臼

脱臼即关节脱位。关节脱位时，局部有疼痛、压痛、肿胀、关节畸形和关节活动丧失的征象。处理原则是"抗休克→临时固定→送医院"。即关节脱位后，都应首先止痛抗休克。一旦发生脱臼，应嘱咐病人保持安静，不要活动，更不可揉搓脱臼部位。如脱臼部位在肩部，可把患者肘部弯成直角，再用三角巾把前臂和肘部托起，挂在颈上，再用一条宽带缠过脑部，在侧部打结。如脱臼部位在髋部，则应立即让病人躺在卧具上送往医院。

2. 骨折

体育运动中以四肢长骨的闭合性骨折为多见。根据运动损伤的表现可疑骨折或确定为骨折，都应按骨折损伤急救原则进行包扎、固定和搬运。如果为开放性骨折并出血，处理原则是"止血→抗休克→包伤口→固定→送医院"。非医护人员不能随意使用整复手法。简易处理后，应迅速送医院进行整复和治疗。

3. 脑震荡

脑震荡发生后，会出现短则数秒、长则几分钟或更长时间的意识丧失，一般不超过 30 分钟。意识丧失时，呼吸浅慢，脉搏稍缓，肌肉松弛，瞳孔放大但对称，神经反射减弱或消失。清醒后，患者反应迟钝，不能回忆受伤情况，并伴有不同程度的头疼、头昏、恶心、呕吐等。

脑震荡的处理方法是：立即使伤员平卧，头部冷敷，身体保暖。掐人中、合谷、内关等穴位，使昏迷者苏醒。对呼吸发生障碍的伤员，可做人工呼吸。对短时间意识恢复的轻伤员，应尽可能使其平卧并送回宿舍休息，一般应卧床休息到头痛、头晕的症状完全消除。不宜过早参加运动，以免留下头痛、头晕的后遗症。

对昏迷时间超过 4 分钟以上，两侧瞳孔大小不一，口、鼻、耳出血，眼球青紫及清醒后头疼、剧烈呕吐或又再度昏迷者，则可能发生了更严重的颅内损伤，应立即送医院抢救。

第八章　性知识与性健康

第一节　大学生的性生理特征

一、大学生的性生理特征

根据人体生长发育各阶段的生理变化，我国青少年从 11～12 岁进入青春期，从 17～18 岁到 22～24 岁是青春后期，从广义而言，两者都可称为青春期。大学生处在 18～25 岁年龄段，身体发育趋于成熟，体格、功能和素质等接近或达到成人标准和水平，是身体发育的定型阶段。

人的一生要经历一系列的性生理发展和变化，而青春期是发育最急剧的转变时期。在青春期，生殖系统的发育完善，是童年向成年过渡的显著标志，而性生理成熟提前是世界性趋势。

青春期骨骺开始骨化，一般女孩长到 18 岁，男孩长到 22 岁左右，骨化完成，身体就不再长高了。由于性发育成熟，男性身体变得魁梧，肩部较宽；而女性身材窈窕，臀部较宽。神经系统的功能迅速发育，神经细胞进一步分化和成熟，对事物的理解及反应能力进一步增强。

由于体内性激素的作用，第二性征开始发育。男性声音变得低沉，喉结突出，面部长胡须，出现腋毛和阴毛；女性乳房增大，乳头凸出，腋毛和阴毛相继长出，胸臀部皮下脂肪增多、丰满，皮肤细腻，声音变尖变细，骨盆变大、增宽，形成女性特有的体态。

生殖系统进一步发育成熟，外生殖器变为成人型。男性性器官，包括睾丸、输送管道(附睾、输精管、射精管和尿道)，附属腺体(前列腺、精囊腺)和外生殖器发育加快，开始具备生殖功能和分泌性激素，平均 15 岁时出现第一次遗精。女性性器官包括子宫、卵巢、输卵管、阴道和外生殖器也迅速发育，阴道增长变宽，子宫、卵巢增大，输卵管增粗，卵泡进一步发育并产生性激素。大多数女孩在 13 岁左右来第一次月经(初潮)。

当代大学生的一个最显著特点是生理成熟提前，而心理成熟滞后。伴随性发育成熟，逐渐产生朦胧的性意识，如注意异性，欣赏其体态、容貌、举止、才华，两性间的性吸引和性兴趣与日俱增，但又极力掩饰，故意回避；对身体变化与第二性征出现以及月经、遗精和手淫等感到兴奋、困惑、焦虑、不安或误解。在朦胧的性意识驱动下，钟情是男性性成熟最典型的心理特征和表现，对女性注意力增强，越来越喜欢和异性交往。由于钟情心理的驱使，就产生了需要异性注意的心理和行为，如装饰打扮自己，讲究发型、仪表、着装、摆阔气等。选择异性朋友是女性性成熟的心理表现特点，在衣着打扮方面尤为突出。在某些不良社会风气影响下，一些大学生控制不住性心理的骚动，抵御不了色体的诱惑，偷看黄色书刊、淫秽录像，出入色情场所。如不加强正确的疏导与教育，不仅影响学习，甚至会发生社会规范所不容许的性行为，就有可能断送一个大学生的前程，有的还因染上性传播疾病如艾滋病而悔恨终生。

性作为一种生理、心理和社会现象，始终影响着每一个人，它可以给人以快乐，也可以给人以痛苦。因此，在大学生中开展性生理与性卫生教育，使他们正确认识性发育的正常变化，提倡性道德，普及性知识，扫除性愚昧，预防性疾病，显得十分必要。

二、性生理卫生

(一)男性的性生理卫生

男性生殖系统包括外生殖器和内生殖器两大部分。外生殖器包括阴茎和阴囊。内生殖器包括：睾丸、性腺、附睾、输精管、射精管(生殖管道)、精囊、前列腺、尿道球腺(附性腺)和尿道。

正常成年男性阴茎松弛时，包皮不应遮盖尿道口，包皮上翻时应能露出阴茎头的冠状沟。若包皮过长或包皮嵌顿，容易造成包皮内污垢沉积，引起炎症，甚至会诱发癌变，遇到上述情况应找医生诊治。

日常生活中，男青年应当注意下身卫生，因为阴囊、阴茎皮肤皱褶多，汗腺发达，分泌旺盛，过多的汗液和残留的尿液及肛门部位的脏物均会污染阴囊、阴茎和会阴部。如果内裤或外裤过紧，睾丸就会受压迫，而且会因局部通风不畅，阴囊散热受影响而导致局部温度升高，可能会使睾丸的生精功能发生障碍。另外，这种既不通风又被污染的环境条件极有利于细菌、真菌等厌氧喜湿微生物的繁殖，发生化脓性感染而引起该部位的病变，如阴囊炎、股癣等。所以，男青年应经常注意清洗下身，清洗的顺序是先洗生殖器官，再洗肛门，洗过肛门后不要再用同一盆水洗生殖器官，更不能用洗脸、洗脚水洗生殖器官。另外，男青年还应注意洗下身的毛巾应单独使用，不能用擦脚毛巾擦生殖器官，这样，可防止脚上的细菌、真菌等污染会阴部。

男性的睾丸位于阴囊内，外面被一层又厚又韧的白色膜所包裹，使它的体积受到严格限制而不会轻易变形。睾丸是很娇嫩的器官，对压迫极为敏感。当男性的下身受到外力的冲击时，就会感到疼痛难忍，重者可晕厥，不省人事。因此，男性大学生一定要注意保护下身，特别是在参加运动时，应尽量防止这个部位受到外力的冲撞和挤压。在日常生活中，睾丸受伤的情况时有发生，损伤轻者，应让受伤者站起来蹦跳，使因受刺激而缩上去的睾丸迅速下降到原来的位置，否则，受强劲外力而挤上去的睾丸，因血管扭曲，会受压而发生血液循环障碍，甚至缺血时间过长，可能导致睾丸本身组织坏死。如果阴囊和睾丸受到严重撞击，或睾丸被快速、强大外力直接打击，局部肿胀，疼痛难忍或尿中带血等，应立即送医院救治，切莫延误。

（二）女性的性生理卫生

女性生殖系统包括外生殖器和内生殖器两大部分。外生殖器又称为外阴，包括大阴唇、小阴唇、阴蒂、阴阜、前庭、阴道口和处女膜。内生殖器位于盆腔之内，包括卵巢、输卵管、子宫和阴道。另外，女性生殖器还包括乳房。

女性生殖系统的生理卫生，包括女性生殖器的一般生理卫生和经期卫生。

1. 女性生殖器的一般生理卫生

（1）注意阴部的清洁卫生。女性生殖器的结构和功能都比男性的复杂，因而应更加注意清洁卫生。女性生殖器有天然的三重保护屏障：解剖屏障、化学屏障和免疫屏障。

解剖屏障：在平常情况下，大小阴唇靠近，阴道口闭合，阴道前后壁紧贴，宫颈口紧闭，宫颈腺分泌黏液形成黏液栓，可阻止病原体对阴道和子宫的侵入。子宫内膜周期性剥脱排出的经血，也具有清除腔内污物和病原体的作用。

化学屏障：阴道在正常时呈酸性（pH 值为 4~5），这是阴道杆菌分解阴道上皮中的糖原形成乳酸的结果。酸性环境可以抑制在碱性环境下繁殖的病菌的活动。这样，无论是适应于酸性还是碱性环境的病原体，在女性内生殖器的不同部位都会受到抑制，从而保持女性生殖器相对的清洁卫生。

免疫屏障：一旦病原体越过解剖、化学两道屏障进入人体后，将遇到第三道防线，即免疫防线。机体的免疫系统对病原体产生的免疫反应包括淋巴细胞对病原体的直接攻击和抗体对抗原的抑制作用。

（2）注意乳房卫生。青春期开始，女性最早出现的第二性征就是乳房开始发育增大。乳房具有分泌乳汁及喂养婴儿的作用。青春期随着乳房的发育，出现了富有曲线的女性形体美，因此保护乳房对于女性来说是十分重要的。

不要选择尺码过小的胸罩。尺码过小的胸罩会影响胸廓和胸部内脏器官的发育，使呼吸受限、胸廓发育受阻；会使乳腺受到压迫，血液运行不畅，乳腺得不到充分的血液供应，影响正常的发育；长期使用还会使乳头渐渐凹陷，对日后哺乳造成困难，影响健美。

胸罩的大小，应以自己感到不松不紧为宜，胸罩最好用棉布之类柔软的有利于通气和吸湿的材料制作而成。晚上睡觉时，一定要把胸罩取下，否则会影响血液循环，妨碍呼吸，影响睡眠的深度。

2. 女性的经期卫生

女性第一次来月经叫作月经初潮，是女性进入青春发育期的重要标志之一，表示第一次卵泡成熟和排卵。受诸如遗传、营养、环境、气候、疾病、情绪等各种内外因素的影响，女性初潮的年龄早晚不一，但到 18 岁以后尚未出现月经初潮，则为不正常。初潮后，由于卵巢功能不稳定，月经周期不一定很有规律，往往相隔数月、半年甚至更长时间才再来月经。一般一年或更长时间月经周期才逐渐有规律。

正常人的月经周期是有一定的规律的，但其长短、持续时间、出血量的多少因人而异。月经周期一般在 24 ～ 32 天，有时因情绪波动、气候突变等因素可引起月经周期不规律，提前或错后，但只要不超过 1 周，均属正常。在月经来潮之前或行经时，大脑皮质的兴奋性降低，子宫盆腔充血，因而会出现精神不振、乳房胀痛、腰骶酸疼、下腹坠胀等症状，这些都属于正常的生理反应，月经过后即可自行消失，所以不必惊慌，也无须治疗。

在月经期，由于身体的抵抗力下降，再加上子宫颈微张，子宫黏膜脱落出血，阴道中酸性物质被经血稀释，而血液本身又是良好的细菌培养基，所以此期间比平时容易感染而引起内生殖器发炎，因此必须注意经期卫生。女性经期卫生应注意以下几点：

（1）保持阴部清洁。月经期间每天用温水清洗下身，不要盆浴，以免脏水进入阴道，发生逆行感染。必须使用符合卫生质量要求的卫生巾。

（2）避免受凉。行经期女性对寒冷的刺激较为敏感，所以此时应特别注意防寒保暖，不要用冷水洗脚，不要淋雨，更不要游泳，以免因抵抗力下降而感冒或细菌侵入而发生炎症。另外，寒冷可刺激机体，引起子宫血管收缩而发生痛经、月经过少或突然停经等现象，影响健康。

（3）保持心情舒畅和情绪稳定。精神因素可影响大脑皮质的调节功能。情绪异常如惊吓、紧张、焦虑等可引起闭经、月经过少等。因此，一定要保持精神愉快、情绪稳定，以防止月经失调。

（4）注意饮食卫生。月经期间应避免食用刺激性很强的食物，如辣椒、蒜、醋等，不吃生冷的食物，按时作息，不宜参加重体力劳动。

（5）进行适宜的体育活动。行经期间，可根据自己的体质状况及训练水平适当地进行一些体育活动，可促进身体的血液循环，减轻盆腔充血，从而减轻腰酸、小腹坠胀的感觉。但月经期间不要参加剧烈运动，因为剧烈的运动容易引起内分泌失调，导致月经紊乱。一般认为，月经期间应选择运动量小、震动较小的运动。

第二节　性生理现象

一、男性性生理现象

青春期的男性性生理现象较突出的是男性生殖器官和性功能的青春后期发育。生殖系统基本成熟，性器官功能在人的生活中发挥着重要的作用并具有较特殊的社会效应，并以性生理现象为显著特点。

（一）阴茎勃起

阴茎勃起，是阴茎动脉扩张、阴茎海绵体组织充血、压力升高而造成的，从而能在性交过程中将阴茎插入阴道。阴茎勃起是心理性和外生殖器局部机械性刺激等因素通过脊髓中枢引起的反射性活动——勃起反射，勃起时尿道球腺等分泌少量黏液，可经尿道口排出，起润滑作用。

（二）射精

射精是性交过程中将精子与各附性腺分泌液的混合物排出体外的过程，当腹下神经兴奋时，附性腺（附睾、精囊、前列腺等）产生分泌液，精子与分泌液混合成为精液，同时输精管和精囊壁的平滑肌收缩，将精液移送至尿道中。随后出现的精液排射为出现性高潮时的反应，是由于阴部神经的反射活动，使环绕阴茎基底部的尿道海绵体肌发生节律性收缩，强力压迫尿道，使精液排出尿道。

二、女性性生理现象

女性青春期是指从月经来潮开始到生殖机能发育成熟为止的一段时期。

研究发现，通过下丘脑－垂体－性腺轴系统的作用是青春期启动和发育的生理基础。因此，这一时期的生理现象较为突出的是性发育的生理现象。此期随着下丘脑的促进腺激素释放激素（GnRH），神经元的发育成熟，下丘脑对卵巢激素的反馈抑制作用敏感性明显降低，加之大脑皮层 r－氨基酸能（GABC）神经元对下丘脑 GnRH 的分泌活动增强，从而使得腺垂体促性腺激素分泌也增加，继而使卵巢功能开始活跃，呈现出青春女性明显的生理现象，身体及生殖器官迅速发育，第二性征显现，月经周期形成。

在下丘脑－腺垂体－卵巢轴系统调控下，女性生殖系统活动呈现规则性的月经周期变化，称为性周期，同时子宫内膜也发生周期性剥脱，导致阴道流血即月经现象，所以性周期即为月经周期。

（一）第二性征

第二性征是指除生殖器官以外的女性所特有的征象。卵巢成熟后，在雌、孕激素的作用下，女性的音调变高，声音变细，乳房逐渐丰满而隆起，出现腋毛及阴毛，阴毛呈现出上宽下窄的倒三角形，骨盆横径发育大于前后径的发育，胸、肩、臀部皮下脂肪沉积，显现出女性特有的体态。

（二）月经与月经周期

月经是女性在性成熟后，子宫内膜在激素水平周期变化的调节下，出现周期性脱落，阴道周期性流血现象。阴道流血的第一天为月经周期的开始，两次月经第一天的间隔时间为一个月经周期，一般为 21～35 天，平均为 28 天。月经周期性是下丘脑－腺垂体－卵巢轴系统调节的结果，是由于卵巢分泌性激素的周期波动，引起子宫内膜发生周期性的变化所致，是女性生殖功能活动状态的体现和标志。正常的月经周期可分为三个时期，即月经期、增生期、分泌期。

（1）增生期是月经周期的第 5～14 天。促性腺激素分泌增加，原始卵泡开始发育，由原始卵泡经过初级卵泡期、次级卵泡期和三级卵泡发育成为成熟卵泡。在卵泡的发育过程中逐步分泌雌激素，子宫内膜修复增生。此时，成熟卵泡中的卵细胞在多种激素的作用下，由卵巢表面排出，排出的卵子即被输卵管伞所摄取并输送到输卵管中。

（2）分泌期是月经周期的第 15～28 天，即排卵后的 1～14 天。卵巢排卵后，残余的卵泡壁内陷，并在垂体的促性腺激素（LH－促黄体生成素）作用下，转变为黄体，并使黄体细胞分泌大量的雌、孕激素，在大量的雌、孕激素的作用下，子宫内膜呈分泌期变化（子宫内膜分泌含糖原的黏液），为受精卵植入做准备。随着雌、孕激素的进一步升高，对下丘脑及腺垂体产生的负反馈抑制作用，使下丘脑及腺垂体的分泌活动受到抑制，促性腺激素释放激素释放减少，使血中促性腺激素浓度下降。排卵后若卵子未受精，黄体细胞变性，黄体逐渐退化成白体，雌、孕激素的分泌作用消失，血中雌、孕激素水平急剧下降，子宫内膜得不到性激素的支持，发生痉挛性收缩，导致子宫内膜缺血性坏死剥脱出血，进入月经期。

（3）月经期是月经周期的第 1~4 天，主要表现是子宫内膜的脱落及出血。此期血液中雌激素、孕激素都处在最低水平，从而对下丘脑的负反馈抑制作用解除，下丘脑释放促性腺激素释放激素增多，致使腺垂体分泌促性腺激素（SLH、LH）增加，由此进入下一个月经周期。

三、特殊性生理现象

（一）遗精

出现遗精表明该男性已进入青春期，男性生殖腺开始成熟，即当男性性器官及附性器官发育成熟，产生的精液积聚到一定数量后，就会以遗精的方式排出体外。

遗精分为梦遗和滑遗。梦遗发生在睡眠状态下，较为多见；而滑遗则发生于清醒状态，较为少见。

有的青年误认为遗精会影响健康，会伤"元气"，因此遗精后心情紧张、恐惧、焦虑，甚至因此而影响其休息和睡眠，出现头昏、眼花、精神不振等症状。这些症状并不是遗精本身所造成的，而是精神紧张所致，实际上只要消除紧张的心情即可恢复。例如，每月遗精 1~2 次，对身体健康没有伤害。若频繁遗精（一夜数次或每月十多次）或在清醒状态下经常出现滑精现象，以及青春期后既无遗精又无第二性征发育的男性，则应去医院检查并进行适当的治疗。

此外还应注意：平时穿的内裤要宽松，不要因内裤过紧而发生机械摩擦外生殖器引起射精；睡觉时，最好采取侧卧的姿势，被子不要盖得太重，被窝不要太暖，防止压迫外生殖器而引起射精；不要看色情书刊和淫秽影视或图片，克服过度的性意念。

（二）手淫

手淫是大学生中易出现的现象，男女均有发生。偶尔有手淫不必担心和焦虑，不会给身体带来危害。但如果沉溺于频繁的手淫就有可能损害身心健康和消磨人的意志，必须坚决克服。

在人的大脑里，有一个专门管理性生理的活动区域，称为性中枢。在正常情况下，性中枢的兴奋与抑制是协调配合、平衡稳定的。如果性刺激太多，性神经总是处于兴奋状态，当兴奋达到一定限度时，性神经就会疲劳、衰竭，于是出现性功能障碍，给人带来不必要的烦恼。大学生若经常手淫，易造成性神经的过度兴奋，从而导致性神经衰弱；成年以后，容易出现阳痿，即阴茎不能勃起，或者是频繁遗精，或者是在性交前还未勃起，精液就早早泄出。女性如果经常手淫，可引起小腹充血、月经不调、痛经，还容易造成阴部受伤，或将病原体带入阴道，导致阴道和子宫出现炎症。另外，频繁手淫对大脑也不利，因为不断地让大脑的性中枢兴奋，有关性的梦就会增多，会引起过多的梦遗，甚至在白天，也会刺激脊髓的射精中枢而发生遗精。其实，产生兴奋的不仅仅是脑的性中枢，也牵连到整个大脑。手淫会使整个大脑处于高度兴奋状态，经常如此，大脑会因过度兴奋而趋向疲乏、劳累以致衰弱，这时人就会觉得精神萎靡、神情倦怠、无精打采、记忆衰退、头昏脑涨、失眠多梦，影响工作、学习和正常的生活。

大学生要戒除手淫的不良习惯，首先要树立正确的思想认识，把注意力放在工作、学习、运动和健康的文娱活动方面；其次，有手淫习惯的学生每天应多参加体育运动，做到上床即熟睡，翌晨睁眼即起，不睡懒觉；再者，要加强意志磨炼，培养自控能力，实行自我督促，不看色情书刊和色情影视，抑制色情幻想等。

第三节　性行为与性道德

一、性与性行为

（一）性

正常人到了青春发育期以后，自然会产生性的要求，这是人的本能，也是繁衍后代、延续社会的基础。

人类的性结合不仅仅是两性肉体间的结合，更是人与人的结合，是人的各种心理因素相互作用的结果。这些心理因素主要为意识、感情、观念及需要等。此外，人类性行为除了受自身体内激素水平、健康状况、情感等因素影响外，在很大程度上还受人的文化素养、人生观、宗教信仰、社会环境、道德观念和法律规范等影响。

（二）性行为

按不同的标准，性行为有不同的分类。

按性行为对象来分，可分为异性恋和同性恋。在性行为中指向异性，是一种普遍的性行为，为异性恋；指向自己的为自恋；指向同性别的即为同性恋。

按性行为的性质来分，有目的性性行为、过程性性行为和边缘性性行为。目的性性行为，就是性交。性交是性行为的直接目的和最高体现。性交是满足性行为的重要环节。过程性性行为，是目的性性行为的辅助行为，如相互拥抱、爱抚或说情话等。边缘性性行为，是男女接触中的一种情爱表示。边缘性性行为有时很隐晦，仅仅表现为眉来眼去，这些情爱表示男女间相互心中有数，他人则往往茫然不知。

（三）性欲和性冲动

进入青春期后的大学生，随着性的逐渐成熟出现了各种心理反应，通常主要表现在对性知识有浓厚的兴趣，爱慕异性，愿意和异性交往，容易冲动。这些都是大学生生理、心理的正常表现。

性冲动是在性激素的作用下和外界及多媒体包括声、像、影视、书刊、花前月下情侣的动作刺激下产生的。这种性冲动并不是不纯洁、不道德或者可耻的。对异性的爱慕，应当既不失检点，又不要过于羞涩、扭扭捏捏而不自然。对性的冲动则要靠性道德来约束，把青春期性欲冲动控制在适当的范围和程度之内，避免引起邪恶的性冲动，这是大学生奠定健康的性心理的基础。

二、婚前性行为的危害

婚前性行为的危害主要表现在以下几方面：

（1）未婚先孕。尽管现在有很多避孕方法，但男女青年在发生婚前性行为时，常不知道采用有效的避孕或根本不知道如何避孕。

（2）有传染性病的危险。未婚男女患了性病后常讳疾忌医，或去不正规的医院就诊，拖延日久，可能造成非常严重的后果。

（3）婚前怀孕有强迫当事人结婚的可能性。这种勉强结合的婚姻，失败率很高。

（4）如果双方在发生婚前性行为后有罪恶感，会造成精神上的伤害。

（5）如果发生性关系后彼此不满意而分手，女性另嫁人时会担心自己的"不贞"被发现而深感忧虑，也常酿成悲剧。

（6）女性有受对方轻视的危险。男性在性冲动时坚决要求发生性关系，但事后又会觉得对方太随便，甚至认为女方太不重视"贞操"。

（7）可能使当事人过分强调双方关系中产生肉体接触部分，只对发泄性欲有兴趣，并不想发展整个关系，结果成为床伴而不是爱侣。

（8）若被其他人发现，有受众人耻笑的可能，还可能遭受各方面的压力，有受处分、被敲诈或伤害的危险。这是产生罪恶感的重要来源。

（9）违反道德规范。

三、性道德

（一）性道德的概念

性道德是关于两性关系（包括夫妻关系）的道德规范，是人类调整两性性行为的社会规范的总和。一个人的性道德品质，是其对两性关系的认识、态度和行为的总和，集中反映在恋爱观、婚姻观、家庭观和伦理观上。

英国思想家罗素指出：美满婚姻的本质是彼此对于人格的尊敬，以及肉体和精神方面极为亲密的关系，使得男女之间的真正爱情成为人类所有经历中最富有成果的事情。和平共处与一切伟大而有价值的事情一样，这种爱需要它自己的道德。然而，在现实生活中，在两性关系上不讲道德，或者分不清什么是道德、什么是不道德的现象还相当普遍。据有关调查表明：我国青少年婚前性行为和未婚先孕发生率近年来呈上升趋势；由于性道德败坏而引发的性犯罪也有越来越低龄化的倾向；在大学生中，对待两性关系态度不严肃，朝三暮四，甚至玩弄异性的事情也时有发生。这些违背社会道德规范的性行为、性关系混乱，对青少年有很大的腐蚀性，并且对社会安定、校园风气也有不良影响。因此应高度重视性道德，尤其应加强大学生的性道德教育。

（二）树立健康的性道德观

性爱、性冲动和性行为虽然是人的本能，但它应受到一定的道德规范和法律的约束。

男女之间由互相爱恋到结婚，不能仅仅局限在性的吸引和追求上，还应当有共同的信念和理想，有崇高真挚的情感，有丰富多彩的健康生活，这才是性爱的基础。建立在这种基础上的性爱，才是纯洁的、牢固的，也是和谐幸福的。那种轻率随便的性行为，以及喜新厌旧，从玩弄异性中寻求刺激，特别是追求西方资本主义的生活方式，鼓吹"性解放""性自由"等，是与共产主义道德原则和观念水火不相容的，也是违法乱纪的行为。它不仅给大学生的身心健康带来严重的危害，甚至会使他们走上犯罪的道路，也使不少夫妻蒙受妻离子散、家庭破裂之苦，在社会上造成极其恶劣的影响。因此，从世界观和人生观的角度宣传性道德，从科学的角度加强性知识教育，是进行社会主义精神文明建设的一项重要内容。

人类的性只能属于爱。换而言之,性是爱的一部分,性是爱的升华。不意识到这一点,就会把性观念引向庸俗和堕落。如果有了正确的性观念,在与异性交往时,心中就会有个准则,并且能理智地执行准则。人生活在社会中,个人对待男女关系的准则应该纳入社会道德规范之内。性道德不是禁止自己的性欲望和性行为,而是建立在良好的人与人的关系上,即建立在男女两个人的选择、爱慕和彼此负责的基础上。大学生一定要正视自己的性欲,自觉接受关于性的身心教育和道德教育,树立健康的性道德观。

第四节　避孕

一、避孕基本知识

(一)避孕的原理

避孕是采用不妨碍正常性生活、不影响身体健康的预防性措施达到暂时阻止受孕的目的的方法。

受孕是一个复杂的生理过程,必须具备以下条件:

(1)有成熟而正常的精子和卵子。

(2)精子在适当时期(排卵期)与卵子相遇而受精。

(3)精子和卵子相遇的途径(男性输精管、尿道,女性阴道、子宫颈、子宫腔、输卵管)通畅。

(4)适合于受精卵着床的环境(子宫内膜)。

因此,采取简便有效的方法,在不影响健康、不妨碍正常性生活的前提下,暂时地而不是永久地破坏上述条件之一,就能达到避孕的目的。

(二)避孕的方法

目前,常用的避孕方法有安全期避孕、药物避孕和工具避孕。

1. 安全期避孕

利用精子在女性生殖器内只存活2~3天、卵子排出后也只能存活1~3天的原理,在排卵前后避免性交,错过精子和卵子相遇的机会,从而达到避孕的目的。

安全期的计算方法有两种:一是自下次月经前1天起倒数14天,即为排卵期(差别在1~2天内),在此时间的前5天至后4天共10天内为易孕期,其余时间为安全期。易孕期避免性生活。二是测定2~3个月经周期的基础体温(每天晨起测量),掌握个人的排卵规律,避免在排卵期前后各5天内过性生活。

安全期避孕方法虽简便易行,但由于排卵时间可因生活、环境、精神因素以及健康状况而变化,以致影响效果,易造成避孕失败。并且月经周期不规律者,不易掌握排卵期,故不宜应用此法。

2. 药物避孕

常用避孕药有:

(1)口服避孕药。短效口服避孕药、长效口服避孕药、探亲口服避孕药。

(2)注射用避孕药。常用的有复方己酸孕酮。

(3)外用避孕药。药膏、药膜、药片、药栓。

(4)甾体避孕药缓释系统。皮下埋植、阴道环和宫内环等。

(5)紧急避孕。是在没有采取任何避孕措施或避孕措施突然失败的情况下,临时采取的一种紧急补救措施。其目的是避免意外妊娠,减少人工流产及其风险。紧急避孕是一种临时措施,因紧急避孕药剂量大、副作用较多,不可代替常规避孕方法。常用的紧急口服避孕药有毓婷、惠婷、米非司酮等。

已使用避孕药的育龄妇女,如要生育,必须停用避孕药半年以上再怀孕。

3. 工具避孕

工具避孕是利用工具使精液不能进入阴道、阻止进入阴道的精子通过子宫颈或妨碍受精,从而达到避孕目的的方法。主要有男用避孕套(又称安全套)、女用子宫内节育器。

子宫内节育器不适用于未生育青年。而避孕套既可以避孕,又可以预防性传播疾病,且不影响体内激素平衡,是目前应用最广泛的避孕方法。

避孕套的正确使用方法如下:

(1)选择型号合适的避孕套,注意有效期,过期不能用,检查包装袋有无破损并撕开,用干净的手取出避孕套。接着用吹气法检查避孕套有无破损,发现漏气则不能使用。

(2)性生活开始前,用食指和拇指将顶端小囊捏扁,把套内的空气挤掉。

(3)阴茎勃起后,将避孕套放在阴茎头上,向阴茎根部推展,直至把整个阴茎包裹住。

(4)在阴茎头部及避孕套外涂些避孕药膏,可以提高避孕效果,还可以润滑阴道,减少不适感,防止避孕套破裂。

（5）射精后在阴茎疲软前捏住避孕套口边缘，连同阴茎一起从阴道抽出。

（6）取下避孕套，套口打结弃之。每个避孕套只能一次性使用，不得重复使用。

（7）应在每次性交全程使用，否则不能达到避孕和防病目的。

二、意外怀孕的处理

进行性行为前，男女双方均应充分认识意外怀孕后终止妊娠对身心带来的伤害以及多次流产导致习惯性流产甚至继发不育的后果，认真思考是否做好了承担孕育小生命的责任的准备，采取正确的避孕措施避免意外怀孕的发生。

发现可能意外怀孕后，应到正规医疗机构接受妇产科大夫的问诊；终止妊娠，应在正规医疗机构进行。

（一）早孕的诊断

凡是生育年龄有性生活史的女性，月经规律正常，突然停经，就要想到可能是怀孕了。怀孕的表现有：

（1）停经：超过 10 天以上为可疑。

（2）早孕反应：停经 6 周后出现头晕、乏力、嗜睡、食欲不振、不同程度的恶心、偏食等现象。

（3）尿多。

（4）乳房胀痛。

（5）妇科检查：子宫增大。

（6）化验：妊娠试验阳性。

（7）超声检查：发现胚囊、胚胎。

（二）早期人工流产

人工流产（简称人流），是一种早期终止妊娠的措施，是指因为没有采取避孕措施或因避孕措施不当致使怀孕，或者是已怀孕的妇女因疾病不适宜继续妊娠，在怀孕 3 个月以内，采用人工方法结束妊娠。

人工流产有药物流产和手术流产两种。

1. 药物流产

药物流产是利用前列腺素及其类似药物引起子宫收缩，减少黄体酮与雌激素分泌，进而使胎盘功能受损而达到流产的目的。适用于停经 49 天以内的宫内早孕而无禁忌证的自愿药物流产者。

2. 手术流产

手术流产是指用手术器械将胚胎组织由子宫内吸出，使妊娠终止。目前普遍采用负压吸引术，其方法简单、安全、受术者痛苦少。

流产手术一般应在怀孕 10 周以内进行，以怀孕 45～50 天为最适宜。

3. 中期妊娠引产

怀孕超过 3 个月已不适合做人工流产。怀孕 3～6 个月以内需终止妊娠者，必须在医院住院进行引产，使胎儿娩出，终止妊娠。

4. 人工流产的损害

人工流产虽然安全，但仍可能发生一些并发症，给妇女造成身心伤害。

（1）术时并发症。引起子宫出血及心脑综合征；子宫穿孔；漏吸或胚胎组织未能吸出，可致妊娠继续发展。

（2）近期并发症。吸宫不全可引起阴道长时间出血；术后感染可引发子宫内膜炎、附件炎、盆腔炎等；宫腔粘连、宫腔积血可导致术后闭经或经量显著减少，周期性下腹疼痛。

（3）远期并发症。包括慢性盆腔炎、月经异常、继发不孕、子宫内膜异位症等。

（4）药物流产有恶心、呕吐、头晕、乏力等类早孕反应，下腹疼痛明显。流产后出血时间长，并有潜在大出血的危险。

（三）人工流产后的自我保养

人工流产是当前因避孕失败而终止妊娠的常用方法。虽然安全可靠，但毕竟对身体有一定的损害。手术后如果不注意自我保养，则可能给自己的身体健康、婚育和性生活带来不利影响。

（1）手术后前三天最好卧床休息。人工流产后，子宫内膜大面积受创，过早活动会延长阴道出血的时间。一般半月内应避免参加体力劳动和体育锻炼，这样有利于身体的恢复。

（2）应及时补充富含蛋白质和维生素的营养食品，如瘦肉、鲜鱼、蛋类、奶或豆制品等。

第五节　性传播疾病

性传播疾病，就是通常所说的性病，是由性接触而传播的一组疾病，共有 20 余种。其中我国政府列为重点防治并报告的有 8 种，即梅毒、淋病、生殖器疱疹、非淋病性尿道炎、尖锐湿疣、软下疳、性病性淋巴肉芽肿和艾滋病。引起性传播疾病的病原体多种多样，各不相同，包括细菌、真菌、病毒、螺旋体、衣原体、支原体、寄生虫等七大类。性传播疾病的共同特点是：很强的传染性；高度的隐蔽性；无免疫性；传播速度快；病程持久。

一、性传播疾病的危害

性传播疾病不仅威胁着患者本人的身心健康，同时也对社会、家庭造成许多负面影响。由于性传播疾病流行广泛、患者众多、不断蔓延，它已成为当今世界一个严重的公共卫生问题和社会问题，其危害性是多方面的。

（一）影响个人身心健康

不同的性病病种对患者身心健康的影响是不同的，其中，艾滋病的危害最大。艾滋病患者的免疫功能缺陷，极易受到病原体感染，甚至引发恶性肿瘤，迄今没有理想的治疗方法，病死率极高。其次是梅毒，梅毒是系统性疾病，可以损害全身任何器官，虽然有青霉素等理想药物，仍有可能发展成为晚期的神经梅毒或心血管梅毒，后果严重。其他如淋病等，可以伴发盆腔炎、关节炎、心内膜炎、脑膜炎等多种损害，还可导致不孕症或宫外孕。绝大多数性病患者还要承受巨大的社会心理压力，精神压抑痛苦，严重影响生活质量。

（二）危害他人

性传播疾病传染性强，配偶或性伴以及密切接触者都处于危险之中，常在家庭中传播。由于婚外性行为而感染性传播疾病，常导致婚姻危机，造成家庭解体。

（三）危害社会

性传播疾病与性乱相伴生，婚外性行为影响家庭稳定，部分患者产生报复心理，出现反社会行为，成为社会的不稳定性因素。同时，性传播疾病迅速传播蔓延，对健康人构成严重威胁。高昂的医疗费用和劳动力丧失给家庭和社会带来沉重的经济负担，直接影响国民经济发展。

（四）影响下一代

一些性传播疾病可通过垂直感染和间接接触传染给婴幼儿，影响他们的健康发育和成长，如艾滋病母婴传播的概率约为30%，受染婴儿寿命通常在5年以内。

二、性传播疾病的传播途径

（1）性接触传播。接吻、触摸、性交在内的性行为是主要的传播途径。病原体可存在于阴道分泌液和精液中或通过破损的皮肤黏膜的直接接触传染给对方。

（2）非性接触传播。性病患者的分泌物中有大量病原体，间接接触被病原携带者或病人泌尿生殖道分泌物污染的衣服、被褥、用具、物品、便器等也可能被传染。

（3）血源传播。艾滋病、梅毒、淋病、乙型肝炎、丙型肝炎、巨细胞病毒感染均可通过输血传播。医疗操作所用器械消毒不严，可造成医源性感染。

（4）母婴传播。可通过胎内感染、产道感染、产后感染致婴儿受感染。

三、性传播疾病的预防和治疗

性传播疾病的预防主要是针对性病的流行环节，管理传染源，切断传播途径，保护易感人群。性病的治疗是综合性的，除病因治疗外，还必须与预防结合，与隔离、消毒、检疫、流行病学调查、卫生宣传教育等相结合。

（一）预防

1. 管理传染源

对性病患者必须早发现、早诊断、早隔离、早治疗、早报告。要加强性病知识宣传教育，提高对性病危害的认识（包括对本人和性伴侣的危害），使患者及时、主动地求医，得到正规的治疗。对重点人群进行定期检查，对入境人员进行检疫。一旦确诊为性病病人，应按要求立即报告疫情，并对病人进行隔离治疗。

2. 切断传播途径

（1）性病主要由性传播，公民应该遵守性道德，洁身自爱，不性乱。遵守政府法律法规，杜绝卖淫嫖娼。

（2）正确使用安全套，有利于预防性病的蔓延。

（3）某些性病非直接性接触传播，而是间接接触性病患者的分泌物污染的物品而感染，因此，对公共环境尤其是服务性旅馆、游泳池、理发店、美容场所的设备与器械必须严格消毒。

（4）不以任何方式吸毒，严格血液、血液制品的管理，医院某些医用器械应使用一次性材料，严格消毒灭菌，各种注射强调一人一针一管，个人用品绝不互用。

3. 保护易感人群

目前性病还没有特异性的疫苗注射，主要为注意生活方式、培养卫生习惯、增加体育锻炼、提高抗病能力。

（二）治疗

（1）病因治疗。针对引起性病的病原体的治疗。如由梅毒螺旋体引起的梅毒、淋球菌引起的淋病等，用抗生素（如青霉素）治疗。病因治疗药物的选择可单用一种药，也可多种药物联合运用。

（2）对症、支持治疗及中医中药治疗。性病的治疗，要求用药必须在医师的指导下，正规用药，才能达到根治的目的。

四、几种常见的性传播疾病

（一）淋病

淋病由淋病双球菌引起。主要通过性交直接接触而传播，少数也可通过污染了的衣裤、被褥、寝具、浴盆、毛巾和手传播。潜伏期平均为 3～5 天。被感染后，男性主要表现为尿道红肿、尿频、尿急、尿痛、尿道口流脓以及全身不适；女性的尿道刺激症状较轻，可有外阴瘙痒、白带增多、宫颈充血并触痛，阴道出现脓性分泌物等。值得注意的是，约有 20% 的男性患者和 60% 的女性患者并无症状，这给诊断和控制疾病造成了困难。它常可感染生殖器官，引起性功能障碍，如治疗不彻底可导致男性不育和女性不孕症。当母亲患有淋病时，可引起新生儿淋病性眼炎，导数失明。淋病若治疗不彻底，会转为慢性淋病，淋球菌长期潜伏在尿道旁腺等处，不仅容易急性发作，也很容易引起"治愈"假象，传染他人的危险性很大。

（二）非淋菌性尿道炎

非淋菌性尿道炎是指由淋球菌以外的其他病原体（如沙眼衣原体和分解尿素支原体）感染所引起的尿道炎。潜伏期为 1～3 天。症状与淋病相似，但病情多较轻，病情发展缓慢，症状不明显，并易引起并发症。

（三）尖锐湿疣

尖锐湿疣是由人类乳头瘤病毒引起的一种主要以生殖器部位为主的增生性疾病。大多数患者为性活跃期的年轻人。主要表现为生殖、肛门、会阴部位皮肤的瘤样增生。男性多见于冠状沟、龟头、包皮系带及尿道外口；女性多见于阴蒂、阴唇、阴道及宫颈。

（四）梅毒

梅毒是由梅毒螺旋体引起的全身性传染病，可侵犯人体任何器官或组织。其传播途径有性交、胎传和接吻、哺乳、输血以及接触污染的日常用品等，90% 以上为性交传染。梅毒的临床分为三期，Ⅰ、Ⅱ期为早期梅毒，Ⅲ期为晚期梅毒。Ⅰ期梅毒主要表现为硬下疳，男性多长于龟头冠状沟和包皮内板，女性多出现于阴唇和子宫颈，为单个无痛性结节，大小直径 1～2 cm，境界清楚。Ⅱ期梅毒发生于感染后 7～10 周，特有症状就是出现皮疹，常称梅毒疹，可有斑疹、斑丘疹、脓包疹等各种式样。梅毒疹可在全身各处皮肤出现，此期的传染性极强。Ⅲ期梅毒多发于感染 2 年后，此期无传染性，但病人的各个器官，包括心血管系统和神经系统的损害都很严重，甚至可危及生命。

五、艾滋病

艾滋病(acquired immune deficiency syndrome, AIDS)，是获得性免疫缺陷综合征的简称，是由人类免疫缺陷病毒(human immunodeficiency virus, HIV)引起的人体免疫功能缺陷，导致一系列条件致病微生物感染和肿瘤发生的致命性综合征。

艾滋病毒/艾滋病相关问答

（一）国内外流行趋势

自 1981 年在美国男男同性恋患者中发现第 1 例以来，WHO 报告 2010 年全世界存活 HIV 携带者及艾滋病患者共 3400 万，新感染 270 万，全年死亡 180 万人。每天有超过 7000 人新发感染，全世界各地区均有流行，但 97% 以上在中、低收入国家，尤以非洲为重。专家估计，全球流行重灾区可能会从非洲移向亚洲。

我国大陆自 1985 年发现首例艾滋病以来，艾滋病在我国的流行经历了传入期、扩散期，目前正处于快速增长期。中国疾病预防控制中心(Centers for Disease Control and Prevention，CDC)估计，截至 2011 年底，我国存活 HIV 携带者及艾滋病患者约 78 万人，全年新发感染者 4.8 万人，死亡 2.8 万人。疫情已覆盖全国所有省、自治区、直辖市，目前我国面临艾滋病发病和死亡的高峰期，且已由吸毒、同性恋等高危人群开始向一般人群扩散。

（二）传染源

艾滋病的传染源为艾滋病病人及病毒携带者。艾滋病病毒存在人体血液、精液、阴道分泌物、唾液、眼泪、骨髓液、尿、母乳等体液中，以及脑、皮肤、淋巴结、骨髓等组织中。

（三）传播途径

(1)性接触传播。艾滋病的本质是一种性病。同性和异性之间的接触，特别是男男同性恋者经"肛交"途径感染率最高。

(2)血液传播。输入被艾滋病毒污染的血液或血液制品；使用消毒不严的注射器和手术器械；静脉注射吸毒和使用病人用过的美容刀具、针具时划破皮肤黏膜。

(3)母婴传播。携带有艾滋病病毒的母亲可以经胎盘(宫内感染)、产道感染及经母乳传播给婴儿。

（四）艾滋病高危人群

（1）多性伴人群，如嫖娼卖淫、同性恋。

（2）经常使用或接触血液者，如血友病人、受血者。

（3）静脉注射吸毒者。

（4）性病病人。

（5）艾滋病病毒感染者的配偶、子女。

（6）艾滋病病人的密切接触者，如医务人员。

（五）艾滋病疫情流行的特点

（1）艾滋病疫情仍呈上升趋势。

（2）艾滋病流行范围广，地区差异大。

（3）三种传播途径并存，吸毒和性传播是新发感染的主要途径。

（4）艾滋病发病及死亡情况严重。

（5）艾滋病由高危人群向一般人群扩散。

（6）艾滋病疫情存在进一步蔓延危险，女性感染者逐年增多。

（7）艾滋病病毒感染者和病人主要分布在农村，主要为青壮年。

（六）临床表现

感染 HIV 2～12 周后血中抗 HIV 抗体为阳性，此时多数人虽不出现临床症状，但感染者的血液、精液和阴道分泌物中的病毒含量很高，可传染给他人。感染者经过 2～10 年（平均 5 年）的潜伏期后出现临床症状。主要表现是机会性感染及罕见恶性肿瘤。常见症状是发热、乏力、消瘦、腹痛、腹泻、关节肌肉酸痛、淋巴结肿大等。常见肿瘤是卡波济氏肉瘤和非何杰金氏淋巴瘤。

典型艾滋病具有以下三个基本特点：

（1）严重的细胞免疫缺陷，特别是 CD4T 淋巴细胞缺陷。

（2）发生各种致命性机会感染，特别是卡氏肺囊虫和肺结核。

（3）发生各种恶性肿瘤，特别是卡波济肉瘤。

病人及 HIV 携带者血液中抗艾滋病病毒抗体（抗－HIV）阳性是确诊艾滋病的重要依据。

（七）预防措施

艾滋病无特效治疗药物，只有广泛进行社会动员和宣传教育，多部门协作并采取有效的防控措施，才能有效控制艾滋病的流行。

综合预防措施：

（1）洁身自爱，遵守性道德是预防艾滋病的根本方法。

（2）进行安全的性行为，每次发生性行为时都要正确使用避孕套。

（3）及时、规范地治疗性病可大大降低感染 HIV 的可能。

（4）避免不必要的输血和注射，进行穿破皮肤的行为时保证用具经过严格的消毒。

（5）戒断毒品，不与他人共用注射器注射毒品。不与他人共用剃须刀和牙具。

（6）避免母婴传播。

（7）消除对艾滋病的不必要的恐惧，正确对待艾滋病人和病毒感染者。

（八）艾滋病自愿咨询检测

艾滋病自愿咨询检测（voluntary counseling & testing，VCT）是指人们通过咨询，在充分知情和完全保密的情况下，自愿选择是否接受艾滋病病毒抗体检测、改变危险行为及获得相关服务的过程。自愿咨询包括检测前咨询、检测后咨询、预防性咨询、支持性咨询和特殊需求咨询等。通过自愿咨询和检测，不仅可以尽早发现、及时治疗和预防感染，还能获得心理支持。

若对自己一时冲动的结果忧心忡忡，可以到就近的监测机构进行免费检测。

第九章 常见传染病的防治

传染病是由病原微生物和寄生虫感染人体后产生的有传染性的疾病。传染病具有传染性和流行性两大特征，能在人与人或人与动物之间传播和流行，如不及时治疗和预防，会造成流行，严重威胁人们的健康。大学生多以集体形式群居，共同学习与生活，接触密切。一旦发生传染病，易在人群中暴发流行。所以，认识传染病、有效预防传染病具有重要意义。

第一节 传染病的基础知识

一、传染病的基本特征

传染病的基本特征是作为区分传染性疾病和非传染性疾病的主要依据，它是所有传染病的共同特点。

（一）有病原体

各种传染病都是由特异的病原体所引起的，对人类有致病性的病原微生物约有 500 种以上，包括病毒、衣原体、立克次体、支原体、螺旋体、细菌、真菌和原虫、蠕虫等。

（二）有传染性

传染病都具有能将疾病传播给他人的特点，因此它对社会可以造成很大的危害，其传染性大小与病原体和流行过程等因素有关。

（三）有流行性

传染病都具有流行性，它可在人群中散发、暴发，其范围可超越国界、洲界形成大流行，在世界范围内造成危害。

（四）有地方性

由于不同的自然地理条件和社会条件对传染病的流行有影响，某些传染病只在一定地区流行，具有地方性特点。

（五）有季节性

由于气候、气温、湿度和生物媒介的影响，传染病的发病具有季节性。

冬春季多呼吸道传染病,夏秋季多消化道传染病。

（六)有免疫性

传染病痊愈后大多数可获得对该病原体特异性免疫,机体再遇该病原体入侵,可获得保护而不再感染。这种免疫力持续时间可达 2～4 年。病原体抗原性强者,感染后免疫力较持久,甚至可终生免疫(如天花)。病原体型别较多(如流感、普通感冒、菌痢等),无交叉免疫。原虫、蠕虫其抗原性较弱,机体再次感染很难得到保护。

二、传染病流行过程

传染病在人群中发生、传播、终止的过程称为传染病流行过程,这个过程必须具备有传染源、传播途径、易感人群三个相互连接的基本环节,缺少其中任何一个环节,传染病就不会发生,流行就会终止。

（一)传染源

传染源是指体内带有病原体,并不断向体外排出病原体的人和动物。

1. 病人

在大多数传染病中,病人是重要传染源,然而在不同病期的病人,传染性的强弱有所不同,尤其在发病期其传染性最强。

2. 病原携带者

包括病后病原携带者和无症状病原携带者。

3. 受感染动物

传播疾病的动物为动物传染源。动物作为传染源传播的疾病,称为动物性传染病;野生动物为传染源的传染病,称为自然疫源性传染病。

（二)传播途径

病原体从传染源排出体外,经过一定的传播方式,到达与侵入新的易感者的过程,谓之传播途径。切断传播途径是防止传染病流行的重要环节。

传染主要有五种传播方式:

1. 水与食物传播

病原体借粪便排出体外,污染水和食物,易感者通过污染的水和食物受染。菌痢、伤寒、霍乱、甲型病毒性肝炎等病通过此方式传播。

2. 空气飞沫传播

病原体由传染源通过咳嗽、喷嚏、说话排出的分泌物和飞沫,使易感者吸入受染。流脑、猩红热、百日咳、流感、麻疹等病通过此方式传播。

3. 虫媒传播

病原体在昆虫体内繁殖，通过不同的侵入方式使病原体进入易感者体内。蚊、蚤、蜱、恙虫、蝇等昆虫为重要传播媒介，如疟疾、乙型脑炎等。

4. 接触传播

有直接接触与间接接触两种传播方式。

5. 血液、体液、血液制品传播

如艾滋病、乙肝、丙肝等。

（三）易感人群

对某一传染病缺乏特异性免疫力的人称为易感者，易感者在某一特定人群中的比例决定该人群的易感性。易感者的比例在人群中达到一定水平时，如果有传染源和合适的传播途径，则传染病的流行很容易发生。减少易感人群、提高易感人群的免疫力，使易感人群变为非易感人群是制止传染病发生、流行的极为重要环节。有计划地推行人工自动免疫（即打预防针）可把易感者水平降至最低，就能使流行不再发生。

三、传染病的分类

《中华人民共和国传染病防治法》（简称《传染病防治法》）规定，根据传染病的传播方式、速度及其对人类危害程度的不同，分为甲、乙、丙三类共39 种，实行分类管理。

（一）甲类传染病

甲类传染病，也称为强制管理传染病。甲类传染病 2 种：鼠疫、霍乱。

（二）乙类传染病

乙类传染病，也称为严格管理传染病。乙类传染病有 26 种，包括：传染性非典型性肺炎、人感染高致病性禽流感、病毒性肝炎、细菌性和阿米巴痢疾、伤寒和副伤寒、艾滋病、淋病、梅毒、脊髓灰质炎、麻疹、百日咳、白喉、新生儿破伤风、流行性脑脊髓膜炎、猩红热、流行性出血热、狂犬病、钩端螺旋体病、布鲁菌病、炭疽、流行性乙型脑炎、肺结核、血吸虫病、疟疾、登革热、甲型 H1N1 流感。

对乙类传染病中的传染性非典型肺炎、炭疽中的肺炭疽、人感染高致病性禽流感和甲型 H1N1 流感，采取《传染病防治法》所称甲类传染病的预防、控制措施。

（三）丙类传染病

丙类传染病，也称为监测管理传染病。丙类传染病 11 种，包括：流行性和地方性斑疹伤寒、黑热病、丝虫病、棘球蚴病、麻风病、流行性感冒、流行性腮腺炎、风疹、急性出血性结膜炎，以及除霍乱、痢疾、伤寒和副伤寒以外的感染性腹泻病、手足口病。

四、传染病的预防

（一）管理传染源

1. 病人

要早发现、早诊断、早报告、早隔离、早治疗。只有做到"五早"，才能控制传染源，防止传染病在人群中传播蔓延。

甲类传染病病人和病原携带者、乙类传染病中艾滋病、肺炭疽病人，必须隔离治疗。

乙类传染病病人，根据病情可住院隔离或在家中隔离治疗，直至治愈。其中有些病人，其传染源作用不大可不必隔离。

丙类传染病中瘤型麻风病人必须经临床和微生物学检查证实痊愈才可恢复工作、学习。其他丙类传染病病人在临床治愈后即可工作、学习。

2. 疑似病人

应尽早明确诊断。甲类传染病的疑似病人必须在指定场所进行隔离观察、治疗。乙类传染病的疑似病人，在医疗保健机构指导下治疗或隔离治疗。传染病疑似病人必须接受医学检查、随访和隔离治疗措施，不得拒绝。

3. 病原携带者

对病原携带者应做好登记并进行管理，指导他们养成良好的卫生习惯；定期随访，经2~3次病原检验阴性时，方可解除管理；在饮食行业、服务行业及托幼机构工作的病原携带者须暂时调离工作岗位。艾滋病、乙型肝炎和疟疾的病原携带者严禁做献血员。

4. 接触者

接触者指曾接触传染源而有可能受感染者，接触者都应接受检疫。检疫期限从最后接触之日算起相当于该病的最长潜伏期。对接触者可采取以下措施：

（1）留验。又叫隔离观察。对甲类传染病的接触者应进行留验。将他们收留在指定场所进行观察，限制活动范围，实施诊察、检验和治疗。医学观察一般是对乙类和丙类传染病接触者施行的措施。接触者可正常工作、学习，但要接受体检、测量体温、病原学检查和必要卫生处理。

（2）应急接种。对潜伏期较长的传染病，如发生麻疹暴发流行时，对接触者可施行预防接种，因为麻疹活疫苗接种后产生抗体时间比潜伏期短，一般在感染后 3 天内接种疫苗也能防止发病。

（3）药物预防。对某些有特效药物可防治的传染病，必要时可采用药物预防。如用多西环霉素预防霍乱，红霉素预防白喉，青霉素或磺胺药物预防猩红热，乙胺嘧啶或氯喹预防疟疾，金刚烷胺预防甲型流感等。但要防止滥用药物预防，以免造成病原体耐药性。

（4）动物传染源。对人类危害大且无经济价值的动物应予以消灭，如灭鼠；危害性较大的病畜或野生动物应予以捕杀、焚烧、深埋，如患疯牛病和炭疽病的家畜，患狂犬病的狗等；危害不大但有经济价值的病畜，应予以隔离治疗。此外还要做好家畜及宠物的预防接种和检疫工作。

（二）切断传播途径

主要是针对传染源污染的环境所采取的措施。如肠道传染病主要由粪便排出病原体而污染环境，一般采取对污染物品和环境进行消毒的措施；呼吸道传染病主要通过空气污染环境，则通风和空气消毒是非常重要的；而虫媒传染病，重点是杀虫措施。

（三）保护易感人群

1. 免疫预防

当发生传染病时，被动免疫是保护易感者的有效措施，如注射胎盘球蛋白或丙种球蛋白对预防麻疹、流行性腮腺炎、甲型肝炎等均有一定效果。当流感、麻疹、白喉发生局部流行时，在一定范围人群中可采取应急预防接种，以提高群体免疫力，制止大面积流行。

2. 药物预防

在某些传染病流行时，可以给以药物预防。如用磺胺类药物预防流行性脑脊髓膜炎，用金刚烷胺预防流行性感冒。金刚烷胺可抑制病毒复制，对甲型流感病毒各亚型均有预防效果，无明显副作用，可降低发病率或减轻症状。药物预防在特殊条件下可以作为一种应急措施，但有其局限性，如预防作用时间短、效果不巩固、易产生耐药性。

3. 个人防护

戴口罩、手套、鞋套、护腿，使用蚊帐、使用安全套（避孕套）等，都可起到个人防护作用。如正确佩戴口罩可阻断感冒、新型冠状病毒肺炎、"非典"等通过空气、飞沫传播的途径。

如何科学佩戴口罩

第二节 常见传染病

一、流行性感冒

流行性感冒简称流感，是由流感病毒引起的急性呼吸道传染病。临床特点为急起高热，全身酸痛、乏力，或伴轻度呼吸道症状。该病潜伏期短，传染性强，传播迅速。流感病毒分甲、乙、丙三型，甲型流感威胁最大。

（一）流行病学

传染源主要是流感患者和隐性感染病毒携带者。

传播途径：呼吸道经空气飞沫传播为主。

人群易感性：普遍易感，感染后对同一抗原型可获不同程度的免疫力，型与型之间无交叉免疫性。

流行特征：突然发生，迅速蔓延，发病率高和流行过程短是流感的流行特征。流行无明显季节性，以冬春季节为多。

（二）临床表现

流感的潜伏期为1~3天。流感的症状通常较普通感冒重，主要为突然起病的高热、寒战、头痛、肌痛、全身不适。流涕、咽喉不适症状相对较轻或不明显，少数病例可有腹泻水样便。发热3~5天后消退，但患者仍感明显乏力。年幼及老年流感患者，原有基础疾病或免疫受抑制的病人感染流感，病情可持续发展，出现高热不退、全身衰竭、剧烈咳嗽、血性痰液、呼吸急促、发绀。

（三）防治措施

1.早期隔离、治疗病人

早期隔离、治疗病人是减少流感传播、降低发病率和控制流行的有效措施之一。流感流行时应暂停大型集会及集体文娱活动，不去公共场所，外出戴口罩。

2.在流感流行期间，要注意通风、消毒

用漂白粉液喷洒公共场所，用食醋熏室内等不同的消毒方式和方法对病人房间空气、日用物品及食具进行消毒处理。

3.注意个人卫生，劳逸结合

不随地吐痰，不随地擤鼻涕。加强体育锻炼，增强体质。

4.疫苗预防

接种疫苗是预防流感的最佳途径，总有效率大约是80%。国内目前主要使用流感灭活疫苗和流感减毒活疫苗。

（1）流感灭活疫苗的接种对象主要是老年人、婴幼儿、孕妇和患有较严重慢性基础疾患及接受免疫抑制剂治疗者。基础免疫为秋季皮下注射2次，间隔6~8周，以后每年秋季再加强免疫1次。

（2）流感减毒活疫苗经鼻腔喷雾引起上呼吸道轻度感染而产生免疫力。接种对象为健康成人与少年儿童。禁用于流感灭活疫苗的接种对象。

5.治疗

本病治疗无特效药物，主要是隔离、休息及对症治疗。对效果不好或病情加重者，如出现高热不退、呼吸困难、抽搐、神志不清等症状者，应立即送医院救治。

二、病毒性肝炎

病毒性肝炎是由肝炎病毒引起的，以肝脏炎症和坏死病变为主的一组传染病，是影响大学生学习与健康的主要传染病之一。主要通过粪—口、血液或体液传播。临床上以疲乏、食欲减退、肝大、肝功能异常为主要表现，部分病人出现黄疸，无症状感染较常见。按病原分类为五型，即甲、乙、丙、丁、戊型。其中甲型和戊型主要表现为急性肝炎，乙、丙、丁型多表现为慢性肝炎，少数可发展成为肝硬化或肝癌。本病具有传染性强、传播途径复杂、流行范围广、发病率高等特点。我国是个"肝炎大国"，病毒性肝炎发病数位居法定管理传染病的第一位，仅慢性乙型肝炎病毒感染者就达1.2亿。

（一）流行病学

1.传染源

肝炎病人和无症状病毒携带者均是本病的传染源。

2.传播途径

甲型和戊型肝炎主要通过消化道传播。病人和无症状病毒携带者带有大量肝炎病毒的粪便污染食物和水，再经口进入体内。苍蝇叮咬食物也是传播途径之一。乙、丙、丁型肝炎病毒主要通过血液、体液传播，如通过输血、血浆、血制品或使用病毒污染的注射器针头而发生感染。乙型肝炎的母婴传播主要系分娩时接触母血或羊水和产后密切接触引起。丙型肝炎主要通过输血引起。

3.人群易感性

人群对病毒性肝炎普遍易感。甲型肝炎主要发生于儿童及青少年。乙型肝炎较多发生于 20~40 岁的青壮年。丙型及戊型肝炎的发病者以成人较多。感染后可获得一定的免疫力，但无终身免疫力，各型肝炎之间无交叉免疫，同一病人可有几种肝炎病毒同时感染。

(二)临床表现

根据黄疸的有无、病情的轻重和病程的长短，病毒性肝炎临床上可分为急性肝炎(黄疸型和无黄疸型)、慢性肝炎(迁延性和活动性)、重症肝炎(急性和亚急性)和淤胆型肝炎；甲型和戊型肝炎通常只有急性，没有慢性肝炎和慢性带病毒状态；乙、丙、丁型肝炎有急性肝炎、慢性肝炎和慢性带病毒状态。

甲型肝炎潜伏期为 2~6 周，平均 1 个月左右，乙型肝炎为 6 周~6 个月。丙型肝炎的潜伏期为 2 周~6 个月。各型肝炎的临床表现基本相似，主要表现为消化系统症状，如乏力、食欲减退、恶心、呕吐、厌油、肝大及肝功能损害，部分病人可有黄疸和发热。有些患者出现荨麻疹、关节痛或上呼吸道症状。

(三)防治措施

1.做好传染源管理

(1)早期发现病人进行隔离治疗：急性甲型及戊型肝炎自发病日算起隔离 3 周；乙型及丙型肝炎定期随访观察。

(2)消毒处理病人的分泌物、排泄物、血液以及污染的医疗器械及物品。

(3)肝炎病毒携带者不能献血，可照常工作和学习，但要加强随访。注意个人卫生，个人食具、刮刀修面用具、洗漱用品等应与健康人分开，以防其唾液、血液及其他分泌物污染周围环境感染他人。凡现感染者不能从事食品加工、饮食服务、托幼保育等工作。

2.切断传播途径

(1)加强饮食卫生、水源保护、环境卫生管理以及粪便无害化处理，提高个人卫生水平。接触病人后用肥皂和流动水洗手。

(2)严格执行餐具、食具消毒制度，加强各种医疗器械的消毒处理，使用一次性注射器、输液器。

(3)加强对血液及血液制品的管理，非必要时不输血或使用血液制品。

3.保护易感人群

(1)被动免疫：使用人血丙种球蛋白和人胎盘血丙种球蛋白对甲型肝炎

接触者具有一定程度的保护作用。乙型肝炎免疫球蛋白主要用于母婴传播的阻断，应与乙型肝炎疫苗联合使用。

（2）主动免疫：甲肝减毒活或灭活疫苗预防甲肝主要用于幼儿、学龄前儿童及其他高危人群，如集中生活居住的学生、军人、民工及医务人员等。注射乙型肝炎疫苗是高危人群中易感者预防的最有效、安全、经济的手段。目前对丙、丁型肝炎尚缺乏特异性免疫预防措施。我国研发的世界上第一支戊型肝炎疫苗，即将正式上市。

迄今为止，治疗病毒性肝炎尚缺乏可靠的特效药物。治疗原则仍以适当休息、合理营养为主，辅以药物疗法。

（四）乙肝病毒指标检测常见组合及临床意义

目前临床最常用的乙肝病毒诊断指标有 6 项，即 HBsAg、抗 – HBs、HBeAg、抗 – HBe、抗 – HBc 和 HBV DNA。前 5 项合起来俗称"两对半"。

①HBeAg（＋）、抗 – HBc（＋）提示现症乙肝病毒感染；可能病毒含量不多。

②HBsAg（＋）、HBeAg（＋）、抗 – HBc（＋）俗称"大三阳"，提示病毒复制活跃，病毒数量多，传染性强。

③HBsAg（＋）、抗 – HBe（＋）、抗 – HBc（＋）俗称"小三阳"，多数情况下提示病毒复制低下，病毒数量少，传染性低。

④单纯抗 – HBc 阳性：一般首先考虑隐性乙肝病毒感染痊愈者。

⑤单纯抗 – HBs 阳性：仅见于乙肝疫苗注射后，提示疫苗免疫成功，已产生对乙肝的免疫力。

⑥抗 – HBs（＋）、抗 – HBc（＋）为乙肝病毒感染的恢复期和痊愈期，提示对乙肝病毒产生了永久的免疫力。

三、肺结核

肺结核俗称"痨病"，由结核分枝杆菌侵入体内引起，是严重危害人类健康的主要传染病。中国已被世界卫生组织列为结核病高负担、高危险性国家。15～35 岁的青少年是结核病的发病高峰年龄。在高校中肺结核在传染病发病率中仅次于肝炎。

（一）流行病学

传染源：大量排菌即痰涂片阳性的肺结核病人是主要传染源，传染性最大。

传播途径：主要传染途径是通过飞沫经呼吸道传染。传染源排菌量的大小、病人咳嗽症状频度、空气中含结核菌飞沫核的密度、与传染源接触密切程度等，均是影响传染的重要因素。

人群易感性：人对结核病普遍易感。感染结核菌后是否发病，一方面取决于所感染的结核菌的数量及其毒力；另一方面也取决于机体的抵抗力，如营养不良、疲劳、生活事件的应激反应等。本病好发于儿童和青少年，20～25 岁为本病发病高峰期。

(二)临床表现

在临床上肺结核分为五型。Ⅰ型：原发性肺结核；Ⅱ型：血行播散型肺结核；Ⅲ型：继发型肺结核；Ⅳ型：结核性胸膜炎；Ⅴ型：肺外结核。各型表现各不相同，其主要表现为全身中毒症状。全身症状主要有：长期低热，午后及傍晚开始，次晨降至正常；可伴有乏力、食欲不振、体重减轻、夜间盗汗。呼吸系统症状有：咳嗽、咳痰、咯血、胸痛等。肺结核所有症状均是非特异性的，世界卫生组织和我国均将咳嗽、咳痰 3 周以上或咯血定为可疑肺结核症状。多数患者无明显体征，部分病人伴有浅表淋巴结肿大，重症病人可表现面容憔悴、苍白、消瘦或浮肿。

(三)防治措施

控制传染源、切断传播途径及增强免疫力、降低易感性等，是控制结核病流行的基本原则。

1. 预防

(1)有效化学药物治疗(化疗)对已患病者，能使痰菌较快阴转，但在其阴转前，尚需严格消毒隔离，避免传染。结核病的化疗原则是：早期、联合、适量、规律和全程用药。常用的抗结核药有异烟肼、利福平、吡嗪酰胺、乙胺丁醇和链霉素等。

(2)加强对结核病人管理。病人咳嗽时应以纸巾掩口，不随地吐痰，或吐在纸里烧掉。

(3)注意养成良好个人卫生习惯，戒烟限酒，注意营养和休息，定时开窗通风，加强体育锻炼，提高自身的免疫能力。

(4)卡介苗不能预防感染，但卡介苗接种后可使人体产生对结核菌的获得性免疫力，使受感染后不易发病，即使发病也易痊愈。其接种对象是未受感染的新生儿、儿童及青少年。已受结核菌感染者(结核菌素试验阳性)已无必要接种。

每年 3 月 24 日为"世界防治结核病日"。

2. 治疗

肺结核的治疗在于控制疾病，促使病灶愈合，消除病灶和防止复发。在病灶活动期应隔离治疗和卧床休息，补充营养，如动植物蛋白及富于维生素的蔬菜等。肺结核的化疗，由于人体组织对结核杆菌的特殊反应性，以及细菌有其顽强的一面，结核病变的组织变化具有慢性和复发的倾向，肺结核化疗应严格按照国家新颁布的统一方案，早期、足量、按规定时间服用。

四、细菌性痢疾

细菌性痢疾(简称菌痢)是由痢疾杆菌所引起的急性肠道传染病，以腹痛、腹泻、脓血便及里急后重为主要临床表现，重者可有全身中毒症状。非典型菌痢症状轻微，腹泻次数较少，无脓血便，易被误诊。因病程长短不同，菌痢可分为急性和慢性，病程在2个月以上者为慢性菌痢，多由于治疗不及时或不合理所致，也有因耐药菌株所造成，可迁延数周，甚至数年。菌痢在不良卫生条件下，可有不同程度的流行，以夏秋季最多见。

（一）流行病学

传染源：传染源包括患者和带菌者。患者中以急性、非急性典型菌痢与慢性隐匿型菌痢为重要传染源。

传播途径：痢疾杆菌随患者或带菌者的粪便排出，通过污染的手、食品、水源或生活接触，或苍蝇、蟑螂等间接方式传播，经口入消化道感染。

人群易感性：人群普遍易感。不同菌群间以及不同血清型痢疾杆菌之间无交叉免疫，故易反复和重复感染。

（二）临床表现

潜伏期：一般为1~3天（数小时至7天）。

急性菌痢可分为急性典型、急性非典型和急性中毒型三种类型。①急性典型：起病急，畏寒、发热，伴头昏、头痛、恶心等全身中毒症状，腹痛、腹泻，开始呈稀水样便，量多；继之呈黏液或脓血便，量不多，每日10次以上。②急性非典型：一般不发热或有低热，腹痛轻，腹泻次数少，每日3~5次，无肉眼脓血便。③急性中毒型：起病急骤，进展迅速，病情危重，病死率高。

慢性菌痢：病情迁延不愈超过2个月以上者称作慢性菌痢。

（三）防治措施

1. 预防

重点在于切断传播途径。要贯彻早发现、早报告（疫情报告）、早隔离治疗的"三早"制度，隔离至症状消失1周，大便培养连续2次阴性为止；搞好室内外环境卫生，杀灭苍蝇，以杜绝传播媒介；树立良好的个人卫生习惯，做到饭前便后洗手，不吃不洁变质的食物，不喝生水。

2.*治疗*

急性菌痢的患者应隔离卧床休息，食物以能维持营养、不加重肠道病变部位损害为原则，给流质、无渣食物为宜；不能进食及脱水患者给予静脉输液，有酸中毒者，可用碱性药物纠正。常用抗生素有小檗碱、呋喃唑酮、诺氟沙星、庆大霉素、氧氟沙星等。以上药物可单独使用或联合应用，使用时注意药物反应。抗菌药物治疗务必足量、彻底，坚持服用 5~7 天，以防转为慢性。

慢性菌痢的治疗，由于病程长，治疗效果不够理想，患者要树立战胜疾病的信心，加强身体锻炼，增强抵抗力。需在医生指导下进行长期系统的治疗，应尽可能地多次进行大便培养及细菌药敏试验作为选用药物的参考。还可用中草药治疗。

中毒性菌痢的治疗，必须做到早期诊断、早期治疗，力争抢救措施用在危险症状出现之前。对可疑患者，又在流行季节，突然高热、面色苍白、唇和肢端发绀，虽然没有腹痛、腹泻，只要出现精神症状、烦躁不安或萎靡不振，应立即送医院积极救治，否则可危及生命。

五、麻疹

麻疹是麻疹病毒引起的急性呼吸道传染病。临床特点为发热、咳嗽、流涕、眼结膜充血、口腔黏膜斑及皮肤斑丘疹。传染性极强。一般 2~3 年发生一次大流行。我国自 1965 年开始普种麻疹减毒活疫苗后，已控制了大流行。

（一）流行病学

传染源：病人是唯一的传染源。一般认为出疹前后 5 天均有传染性。该病传染性强，隐性感染者的传染源作用不大。

传播途径：主要通过飞沫经呼吸道直接传播。

人群易感性：普遍易感染。未患过麻疹或未接种过麻疹疫苗均为易感者，流行期间接触过麻疹病人 90% 以上可患病。病后有持久免疫力。

流行特征：多发生于冬春两季，但全年均可有病例发生。近年因长期疫苗免疫的结果，麻疹流行强度减弱，平均发病年龄后移，可在大学生中发病。

（二）临床表现

潜伏期多数为 10~14 天，曾接受被动或主动免疫者可延至 3~4 周。典型麻疹的临床经过可分三期。

前驱期：从发病到出疹一般 2~4 天。主要表现是：①发热，一般逐渐升高，也有突发高热伴惊厥者。②上呼吸道炎，出现咳嗽、喷嚏、流涕、咽部充血等卡他症状。③眼结膜充血、畏光、流泪、眼睑浮肿。④麻疹斑，约90%以上的病人口腔两颊黏膜上可见麻疹斑，为本病早期特征，2~3日内消失。

出疹期：起病3~4天后开始出现皮疹，全身症状及上呼吸道症状加剧，体温可高达40℃，精神萎靡、嗜睡、厌食。皮疹先见于耳后、发际，渐及额、面、颈，自上而下蔓延到胸、背、腹及四肢，最后达手掌和足底，2~3天出齐。皮疹直径2~3mm大小，初呈淡红色，散在，后渐密集呈鲜红色，进而转为暗红色，疹间皮肤正常。出疹期为3~5天。

恢复期：出疹3~5天后，发热开始减退，全身症状明显减轻，皮疹按出疹的先后顺序消退，留有浅褐色色素斑，伴糠麸样脱屑，历时2~3周。无并发症者病程约10~14天。

（三）防治措施

1. 预防

管理传染源：对患者要坚持早发现，早隔离治疗。做到麻疹患者不出门，医药送上门。如有并发症及时送医院治疗。病人隔离至出疹后5天，如有并发症者应延长至出疹后10天。

切断传播途径：加强卫生宣传，做到"三晒一开"，即晒被褥、晒衣物、人常晒太阳，开窗换气。避免人群集会，尽量不到公共场所。

保护易感人群：未患过麻疹者均应接种麻疹减毒活疫苗。对有密切接触史的易感者应医学观察21天，并在接触后及早进行麻疹疫苗接种。易感者在接触病人后2天内若接种疫苗或使用丙种球蛋白注射，可防止发病或减轻病情。

2. 治疗

主要为对症治疗，加强护理和防治并发症。一般单纯麻疹病人采取对症支持疗法即可。病情较重者可用中西医结合治疗。

六、风疹

风疹是由风疹病毒引起的急性传染病。以发热、全身皮疹为特征，皮疹一般3天即退，故又称"三日麻疹"。如果孕妇感染风疹，将严重损害胎儿。

（一）流行病学

传染源：病人是唯一的传染源。传染期在发病前5~7天和发病后3~5天，起病当天和前一天传染性最强。

传播途径：主要由飞沫经呼吸道传播。

人群易感性：多见于5~9岁的儿童。流行期成人和老年人的发病也不少见。

（二）临床表现

潜伏期：一般为 14~21 天。

前驱期：较短，大多只有 1~3 天。有低热和卡他症状，常因症状轻微或时间短暂而被忽略。

出疹期：典型临床表现为耳后、枕部及颈后淋巴结肿大伴有触痛，持续 1 周左右；皮疹在淋巴结肿后 24 小时出现，大部分是散在斑丘疹，也可呈大片皮肤发红或针尖状猩红热样皮疹，开始在面部，24 小时内遍及颈、躯干、手臂，最后至足部；常是面部皮疹消退而下肢皮疹出现，皮疹 2~3 天消退。出疹时可伴低热，持续 1~3 天，常见轻度脾肿大。

先天性风疹为胎儿经胎盘感染。

（三）防治措施

1. 预防

因本病症状多轻，一般愈后良好，但先天性风疹危害大，可造成死胎、早产或多种先天畸形，因此预防应着重在先天性风疹。隔离检疫病人应隔离至出疹后 5 天。但本病症状轻微，隐性感染者多，故易被忽略，不易做到全部隔离。一般接触者可不进行检疫，但妊娠期、特别是妊娠早期的妇女在风疹流行期间应尽量避免接触风疹病人。对易感人群可实行接种风疹减毒活疫苗。

2. 治疗

本病无特效药，主要为对症和支持治疗。先天性风疹患儿长期带病毒，影响其生长发育，应早期检测视、听力损害，给予特殊教育与治疗，以提高其生活质量。

七、水痘

水痘是由带状疱疹病毒感染而引起的呼吸道传染病。临床以皮肤丘疹、疱疹、结痂三种皮损同时存在为特征。水痘传染性较强，冬春季多发。感染后可获持久免疫力。成人期感染多发为带状疱疹。

（一）流行病学

传染源：水痘患者为主要传染源，自水痘出疹前 1~2 天至皮疹干燥结痂时，均有传染性。

传播途径：主要通过飞沫和直接接触传播。

人群易感性：普遍易感。学龄前儿童发病率高。本病传染性很强，易感者接触患者后约 90% 发病。

流行特征：全年均可发生，冬春季多见。

（二）临床表现

潜伏期：10～21天。

前期：1～2天可有轻微发热，精神不振，食欲减低等。多数患者无此期表现。

出疹期：皮疹多见于胸背，后见于四肢，呈向心型分布，初起为红色小斑丘疹，迅速转变为疱疹，疱液晶莹，约绿豆大小，四周可绕有红晕，可伴痒感。1～3天干缩结痂。痂盖脱落后不留瘢痕。因皮疹陆续分批出现，故临床可见斑丘疹、疱疹、结痂三种皮损同时存在。

（三）防治措施

1. 预防

管理传染源：隔离患者至全部皮疹出齐、结痂脱落为止。对有接触史的高度易感者可在3日内注射水痘带状疱疹免疫球蛋白或高效价带状疱疹免疫血浆，以减少发病的危险性。

切断传播途径：避免与急性期患者接触。其污染物、用具可用煮沸或曝晒法消毒。

保护易感人群：对易感者进行疫苗接种，有效率达到68%～100%，可以持续10年以上。接触后12小时内，可以使用水痘带状疱疹免疫球蛋白进行被动免疫，可降低发病率或减轻症状。

2. 治疗

主要是对症处理。隔离患者。一般不需用药，但要加强护理，预防皮肤继发感染。

八、人禽流感

人感染高致病性禽流感是由甲型流感病毒引起的一种人、禽、畜共患的急性传染病。人感染高致病性禽流感临床主要表现为发热和流感样症状，小孩和老人易并发肺炎。部分严重病例可出现急性呼吸窘迫综合征，最终发展为全身多器官衰竭而死亡。

（一）流行病学

传染源：主要是病禽或携带禽流感病毒的禽类，以产蛋鸡群多发。病毒随病禽分泌物和排泄物污染空气、水和食物等。人类因接触病禽或被带病毒禽类的分泌物和排泄物污染的空气、水和食物而被感染。目前尚无人与人传染的确切证据。

传播途径：禽流感病毒主要通过呼吸道传播，也可经过消化道和皮肤伤口感染。

易感人群：人群普遍易感染，与病禽接触者为高危人群。

流行特征：一年四季均可发病，但以冬春季节多发。

（二）临床表现

潜伏期为 7 天，一般 1~3 天。起病急，初起发热，体温在 39℃ 以上，早期症状与重症流感非常相似，表现为高热、流涕、鼻塞、咳嗽、咽痛、头痛、肌肉酸痛、全身不适，部分患者可有恶心、腹痛、腹泻、稀水样便等消化道症状。有些患者可见眼结膜炎等眼部感染。重症患者病情发展迅速，胸部 X 线片会显示单侧或双侧肺炎病征，少数患者伴胸腔积液。有些病人可发生急性呼吸窘迫综合征及其他严重威胁生命的综合征。人类患高致病性禽流感的病死率高达 30% 以上。

（三）防治措施

1. 预防

管理传染源：严格封锁疫区，疫点周围 3 km 内捕杀病禽，焚烧和掩埋病禽尸体及其污染物。疫点周围 5 km 内对禽类进行强制性免疫接种。彻底消毒污染的禽舍及污染的环境，严禁活禽流通。

切断传染途径：发生疫情时，应尽量避免接触禽类。接触病禽时应戴口罩、护目镜和橡胶手套，穿隔离服。接触病禽或其分泌物后应立即彻底洗手。

保护易感人群：注意个人卫生，勤洗手，多休息，多饮水，避免过度劳累，注意营养。加强锻炼，少去公共场所，保持室内空气清新。

2. 治疗

对患者应进行隔离治疗。有高热者可用物理降温或给予解热镇痛药。对高热、呕吐者应予以静脉补液。对咳嗽、咳痰者，可服用止咳、祛痰药。嘱病人卧床休息，多饮水，适宜的营养，补充多种维生素，保持鼻咽及口腔清洁。在并发细菌感染时，才使用抗生素。在发病 48 小时内使用抗流感病毒药物，有助于阻止病情发展，减轻病情。

九、流行性腮腺炎

流行性腮腺炎（简称腮腺炎）是由腮腺炎病毒引起的急性呼吸道传染病。主要发生在儿童和青少年，临床以腮腺非化脓性炎症伴肿胀疼痛为特征。该病毒亦可侵犯神经系统及各种腺体组织引起脑膜炎、脑膜脑炎、睾丸炎、卵巢炎和胰腺炎等并发症。

(一)流行病学

1. 传染源

人是唯一的已知腮腺炎病毒的天然宿主，早期患者及隐性感染者均是本病的传染源，从腮腺肿大前 7 天至发病后两周都有传染性，但以病前 1~2 天至病后 5 天的 1 周时间内传染性最强。

2. 传播途径

主要通过飞沫传播。

3. 流行特征

人群普遍易感，但 1~15 岁儿童最多见，占 90% 以上，尤其 5~9 岁儿童。全年均有发病，但发病季节以 2~5 月较多见。腮腺炎病毒只有一个血清型，其抗原稳定，尚未发现与免疫相关的明显变异。感染后可获得持久性免疫，甚至被认为是终身免疫，再次感染极罕见。

(二)临床表现

潜伏期 14~25 天，平均 18 天。症状轻重个体差异较大。少数有短暂前驱期症状，全身不适、肌肉酸痛、食欲不振、头痛发热、体温 38℃~40℃，成人症状比儿童重。大多数可无明显前驱期症状。

腮腺炎大多从一侧开始，1~4 天后波及对侧，以耳垂为中心向前、后、下发展，少数病例肿胀巨大达到颈及锁骨上，边缘不清，胀痛明显，质坚韧有弹性，局部灼热而不红。因唾液腺管阻塞，进食酸性食物会促进唾液分泌而使疼痛加剧。早期可见位于第二、三臼齿相对颊黏膜的腮腺管口充血呈一红点，但挤压腮腺无脓性分泌物流出。病程 1~3 天肿胀达顶峰，4~5 天后渐消退。

在流行期间亦单独出现颌下腺炎、舌下腺炎、脑膜脑炎而无腮腺肿痛，被认为是流行性腮腺炎的一种特殊表现形式。

并发症睾丸炎在 15 岁以上男性腮腺炎患者中约占 1/3，以单侧多见，约 1/3 的病例为双侧受累。睾丸肿胀疼痛，明显触痛，持续 3~5 天后渐好转，可伴睾丸萎缩但多不影响生育。成年女性腮腺炎可伴有卵巢炎，但症状较轻，仅下腹疼痛，一般也不影响生育。

(三)防治措施

1. 预防

按呼吸道传染病隔离病人至腮腺消肿。应用腮腺炎减毒活疫苗预防效果较好，预防感染效果可达 90% 以上。国际上推荐使用麻疹腮腺炎风疹疫苗。

2. 治疗

腮腺炎目前尚无特殊疗法，主要是对症治疗，患者应卧床休息与隔离，应隔离至热退及腮腺肿大完全消退为止，加强口腔护理，保持口腔清洁，进流质或半流质饮食，中药可用板蓝根注射液及银黄注射液等，局部可用如意金黄散或青黛粉加适当食醋调成糊状贴敷，抗生素对本病无效。

十、细菌感染性腹泻

细菌感染性腹泻在广义上是指由各种细菌引起，以腹泻为主要表现的一组常见肠道传染病，本文是指除霍乱、菌痢、伤寒、副伤寒以外的细菌感染性腹泻，属于《中华人民共和国传染病防治法》中规定的丙类传染病。该病广泛流行于世界各地，全年均可发病，好发于夏秋季。可侵犯各年龄，最易感染抵抗力弱的儿童、年老体衰者，可散发、暴发或流行，一般为散发。

常见病原细菌有沙门菌属、志贺菌属、大肠埃希菌、弯曲菌、耶尔森菌、金黄色葡萄球菌、副溶血性弧菌、艰难梭菌等。

（一）流行病学

1. 传染源

患者、携带者，一些动物可成为储存宿主。

2. 传播途径

粪—口途径

3. 人群易感性

普遍易感，没有交叉免疫，儿童、老年人、有免疫抑制或慢性疾病者为高危人群，一般可获得免疫力，但持续时间较短。

（二）临床表现

潜伏期数小时至数天、数周，多急性起病，临床表现轻重不一，以胃肠道症状最突出，出现纳差、恶心、呕吐、腹胀、腹泻，可伴里急后重，腹泻次数可多至一二十次，粪便呈水样便、黏液便、脓血便。分泌性腹泻一般不出现腹痛。侵袭性腹泻多出现腹痛，常伴有畏寒、发热、乏力、头晕等表现，严重者可休克。病程数天至 1~2 周，常为自限性。少数可发生严重并发症，甚至导致死亡。不同细菌所致腹泻临床类型不同。

（三）预防措施

1. 管理传染源

对感染性腹泻患者早诊断，早隔离，早治疗。对从事饮食业、保育员和给水人员定期体检，以检出慢性患者、带菌者；对吐泻物及饮食用具要严格消毒；受感染动物就地处理。对暴发或多发疫情，应尽快查明病原菌，确定传染来源。

2. 切断传播途径

养成良好的个人卫生习惯，加强饮食、饮水卫生管理，加强对媒介昆虫的控制。处理好污物、污水，对病人粪便等排泄物用漂白粉消毒。对重点人群、集体单位、临时大型工地，积极采取综合性预防措施，预防暴发和流行。

3. 保护易感人群

采用预防接种的方法能使急性细菌性腹泻的暴发和流行得到控制，有关疫苗正在研究中。

4. 其他预防措施

对医源性的细菌性腹泻的预防，应当隔离患者，严格执行消毒隔离措施，正确使用抗生素。

十一、新型冠状病毒肺炎

新型冠状病毒肺炎，简称"新冠肺炎"，是一种急性感染性肺炎，其病原体是一种先前未在人类中发现的新型冠状病毒，即2019新型冠状病毒（COVID－19）。

《新型冠状病毒肺炎大众防护与心理疏导》

由于新型冠状病毒是新现病原，人群普遍没有特异性免疫力，因而有极高的人群易感性。流行病学资料显示人群普遍易感，老年人及有基础疾病者感染后病情较重。

（一）流行病学

1. 传染源

病毒学研究发现蝙蝠可携带大量冠状病毒。中华菊头蝠中分离的一株冠状病毒在全基因水平上与新型冠状病毒同源性高达96.2%，提示蝙蝠可能是新型冠状病毒的自然储存宿主。

流行病学资料显示，首批新型冠状病毒肺炎患者大多有武汉某海鲜市场野生动物暴露史，推测竹鼠、獾、狸、蛇、穿山甲等野生动物可能是新型冠状病毒的中间宿主，成为最初的传染源。随后陆续发现仅有与患者接触而没有野生动物暴露史的感染者，此后的疫情主要是由人际传播扩散，患者、无症状感染者成为主要传染源。

2. 传播途径

新型冠状病毒肺炎是呼吸系统传染病，呼吸道和眼结膜是病毒的主要入侵途径。目前确定新型冠状病毒的传播方式有：

（1）飞沫传播：通过咳嗽、打喷嚏、说话等产生的飞沫和呼出的气体近距离直接吸入进入易感者黏膜表面导致感染。

（2）接触传播：在接触病原体污染的物品后触碰自己的口、鼻或眼睛等部位导致病毒感染。

（3）气溶胶传播：飞沫混合在空气中，形成气溶胶，吸入后导致感染。在相对封闭的环境中长时间暴露于高浓度气溶胶情况下，存在经气溶胶传播的可能，如医疗场所。

（二）临床表现

基于目前的流行病学调查，新型冠状病毒肺炎潜伏期一般为 1~14 天，多为 3~7 天。潜伏期具有传染性，无症状感染者也可能成为传染源，人群普遍易感。

新型冠状病毒肺炎以发热、干咳、乏力为主要表现，少数患者伴有鼻塞、流涕、咽痛、肌痛和腹泻等症状。重症患者多在发病一周后出现呼吸困难和 1 或低氧血症，严重者可快速进展为急性呼吸窘迫综合征、脓毒症休克、难以纠正的代谢性酸中毒和出凝血功能障碍及多器官功能衰竭等。

值得注意的是，重症、危重症患者病程中可为中低热，甚至无明显发热。部分患者起病症状轻微，可无发热，多在 1 周后恢复。多数患者预后良好，少数患者病情危重，甚至死亡。

新型冠状病毒肺炎与普通感冒、流行性感的临床表现区别如下表所示：

新型冠状病毒肺炎与普通感冒、流行性感冒的区别

	呼吸道症状	全身症状	其他
普通感冒	自觉上呼吸道症状重；鼻塞、流鼻涕、打喷嚏	轻；无明显全身不适症状	体力、食欲基本正常
流行性感冒	发病急、症状重、进展快；上下呼吸道都有可能波及，可能引起肺炎	常伴有发热，可达39℃；头痛、关节痛、肌肉酸痛明显	乏力、食欲差
新型冠状病毒肺炎	干咳为主，少数患者伴有鼻塞、流涕、咽痛等；重型病例多在一周后出现呼吸困难	多为轻度或中度发热	乏力常见，可伴腹泻

（三）预防措施

1. 预防

由于该病目前尚无有效治疗方法，预防与隔离是最有效的途径，尽量减少与感染或潜在感染患者接触的机会。具体预防措施如下：

（1）戴口罩。在人员密集的公共场合须戴口罩。出行须全程佩戴口罩。

（2）勤洗手。从公共场所返回、咳嗽手捂之后、饭前便后及时洗手。使用肥皂或洗手液按"七步洗手法"用流水洗手，揉搓时间不少于 20 秒。

（3）多通风。室内首选自然通风，每日至少早、中、晚打开门窗通风 3次，每次至少 30 分钟。

（4）减少公共活动。减少到人员密集的公共场所活动，尤其是空气流动性差的地方。

（5）保持社交距离。避免肢体接触和近距离面对面交流。

（6）增强免疫力。注意营养，保证休息，适度锻炼。

（7）不碰野生动物。不接触、购买、食用野生动物。

2. 治疗

目前，缺乏针对病原体的有效抗病毒药物，以隔离对症支持治疗为主。

根据国家卫健委发布的《新型冠状病毒感染的肺炎诊疗方案（试行第七版）》：对于重型、危重型病例，在对症治疗的基础上，积极防治并发症，治疗基础疾病，预防继发感染，及时进行器官功能支持。

（四）就医指引

（1）出现新型冠状病毒感染可疑症状（包括发热、咳嗽、咽痛、胸闷、呼吸困难、轻度纳差、乏力、精神稍差、恶心呕吐、腹泻、头痛、心慌、结膜炎、轻度四肢或腰背部肌肉酸痛等），应立即向相关部门报告，并在相关部门指导和协助下按规定至定点医疗机构诊治。

（2）前往就近定点医院的发热门诊就诊，尽量避免搭乘公共交通工具。路上打开车窗，时刻佩戴口罩并随时保持手卫生，尽可能远离其他人（1 m 以上）。若路途中污染了交通工具，建议使用含氯消毒剂或过氧乙酸消毒剂，对所有被呼吸道分泌物或体液污染的表面进行消毒。

（3）就医时，应如实详细讲述患病情况和就医过程，尤其是必须告知医生近期旅行和居住史、新型冠状病毒肺炎患者或疑似病例的接触史、动物接触史以及发病后接触过什么人等，积极配合医生进行各项调查与检查。

（4）疑似及确诊者应当在具备有效隔离和防护条件的定点医院隔离治疗。

（5）患者应卧床休息，开展抗病毒治疗，加强支持治疗，适当开展中医中药治疗。

第十章　大学生常见疾病的防治

第一节　常见内科疾病的防治

一、急性上呼吸道感染

急性上呼吸道感染是指鼻、咽、喉部急性炎症的总称，简称"上感"。大多数由病毒感染引起，部分为细菌感染所致，少数为病毒细菌混合感染。本病极为常见，可发生在任何年龄，全年均可见到，尤以冬春季较多，一般为散发，气温骤降时易引起流行。"上感"虽然病程较短，病情较轻，预后较好，但有一定传染性，发病率高。同时部分病人继发支气管炎、鼻窦炎，少数病人可能在"上感"病愈后发生急性肾炎、心肌炎、风湿热等比较严重的并发症，因此，必须及早防治。

在正常情况下，人体上呼吸道经常会有一些细菌存在。呼吸时在吸入的空气中，也常会带有一些病菌。病毒和细菌也可通过"上感"病人咳嗽、咳痰或者喷嚏的飞沫而传播，潜伏在健康人的上呼吸道。当受凉、淋雨、过度疲劳、营养不良或其他因素使机体抵抗力降低，或患有慢性疾病等原因引起全身或呼吸道局部防御功能障碍时，原来已存在于上呼吸道或外界侵入的病菌可迅速生长繁殖引起疾病。患病后产生的免疫力较弱而短暂，并且人体对各种病毒感染缺乏交叉免疫力，容易再次患病。

（一）分类

根据发病原因和临床症状，上感可分为下列几种类型：

1. 普通感冒

普通感冒为以鼻咽部炎症为主而无发热等全身症状的病毒性呼吸道感染疾病。常见于秋、冬、春季，所有人群普遍易感。多由鼻病毒、冠状病毒引起。起病急，先有咽痛或咽发干，数小时后鼻充血，出现打喷嚏、鼻塞、大量的清涕。以后变为黏稠、黄色的黏液脓样分泌物。继而出现声音嘶哑、嗅觉及味觉减退。一般无发热及全身症状，或有低热头痛不适。检查可见鼻黏膜充血、水肿、有较多分泌物，咽部轻度充血。白细胞数正常或偏低。如无并发症，一般5~7天痊愈。

过敏性鼻炎与普通感冒很相似，但过敏性鼻炎病人有过敏性体质和过敏史，一遇上冷空气刺激或烟尘、香味等强烈刺激后，当即打喷嚏、流清水样鼻涕、鼻塞鼻痒，但无全身不适或发热，也无头痛咽痛等，且为时短暂，呈一过性表现，很快就自然消失，应注意与感冒鉴别。

2.急性咽-喉-气管炎

急性咽-喉-气管炎由多种病毒引起，多发于冬春季节。主要表现为发热、全身酸痛乏力、咽痛、颈淋巴结肿大、声音嘶哑、咳嗽，偶尔出现呕吐、腹泻等症状。检查可见咽部充血或有灰白色点状渗出物，白细胞计数不高。发热一般较高，体温可达39℃~40℃，多数3~4天退热，全身症状减轻，但咳嗽可持续1~2周。

3.细菌性扁桃体炎

细菌性扁桃体炎由溶血性链球菌、肺炎双球菌、金黄色葡萄球菌引起。青少年发病率高，在季节性气温变化时容易发病。主要表现为咽干、灼热，继有咽痛，吞咽时尤甚，全身酸痛不适，畏寒高热，或伴寒战，体温可达39℃~40℃。病程5~7天。检查可见咽部充血、扁桃体肿大，重者扁桃体上可见黄白色渗出物。

根据病史、流行情况、鼻咽发炎的症状和体征可以做出诊断。"上感"须与流行性感冒（简称流感）作鉴别。流感由流感病毒引起并有明显的流行特点。流感病毒极易变异，人们对此无免疫能力，因而极易造成暴发流行。流感的全身症状重，高热、全身酸痛、眼结膜炎症明显，但鼻咽部症状较轻。临床上，上感与许多急性传染病的早期症状极为相似，应引起重视。

（二）防治措施

在预防上要坚持体育锻炼，冬季经常参加户外活动，以增强机体抵抗力和对寒冷的适应能力。根据气温和运动强度变化及时增减衣服，每次活动后要注意保暖。要保持室内卫生，经常打开门窗，通风换气。患"上感"时少到公共场所，或戴口罩，减少传染他人的机会。"上感"高发期应避免大型集会，减少"上感"的发生。

"上感"的治疗：轻者可照常学习、工作，病情较重者需休息。发病后应注意保暖，多喝开水，饮食宜清淡。如为病毒感染目前尚无特效抗病毒药物，利巴韦林、板蓝根、抗病毒冲剂对病毒感染有一定作用，一般抗生素无效，不必常规应用。如有继发细菌感染或由细菌感染引起者，可用抗生素，如青霉素、头孢氨苄、复方新诺明、环丙沙星等。"上感"的治疗主要是对症，如有发热头痛，可用解热镇痛药，如复方阿司匹林(APC)、康泰克、速效伤风胶囊等；有咽痛时可用含片；有咳嗽、咳痰者可用止咳祛痰药。中医中药治疗也有较好疗效。病情较重或自己用药效果不好时应及时到医院检查治疗。

二、急性气管－支气管炎

急性气管－支气管炎是由感染、物理、化学刺激或过敏等因素引起的气管－支气管黏膜的急性炎症。临床主要症状有咳嗽和咳痰，常见于寒冷季节或气候突变时节，也可由急性上呼吸道感染迁延而来。

1.病因

(1)感染。可以由病毒、细菌直接感染，也可因"上感"的病毒或细菌蔓延至气管－支气管所致。常见致病菌为流感嗜血杆菌、肺炎链球菌、葡萄球菌等，也可在病毒感染的基础上继发细菌感染。

(2)理化因素。过冷空气、粉尘、刺激性气体或烟雾的吸入，对气管－支气管黏膜急性刺激可引起此病。

(3)变态反应。吸入致敏原包括花粉、有机粉尘、真菌孢子、细菌蛋白质等，引起气管—支气管的变态反应性炎症。

2.临床表现

起病较急，常先有急性上呼吸道感染症状。发热，体温38℃左右，咳嗽、咳痰，初为干咳或少量黏液性痰，随后痰量逐渐增多，并转为脓性黏液或脓性痰，偶可痰中带血。多于3~5天后好转，少数延续2~3周才消失，若迁延不愈，日久可演变成慢性支气管炎。如支气管痉挛，可出现程度不等的气促，伴胸骨后发紧感。体格检查呼吸音常正常，两肺散在干、湿啰音，部位不固定，咳嗽后可减少或消失。X线胸片检查，大多数表现正常或仅有肺纹理增粗，周围血中白细胞计数及分类多无明显改变，或以细胞总数和中性粒细胞均升高。痰培养可发现致病菌。

3.诊断

根据病史、症状和体征可做出诊断。注意与上感、流感、肺炎、肺结核等疾病鉴别。

4.防治措施

增强体质，防止感冒，是预防急性气管－支气管炎的有效保证。同时，要注意季节和气候的变化，及时增减衣服。避免接触过敏原或有害气体，戒烟，改善环境卫生，防止空气污染。

在治疗方面，要以控制感染为主，根据感染的病原体及药敏试验选择抗生素。一般情况下，可选用青霉素类、大环内酯类、喹诺酮类及头孢菌素类。咳嗽者可选用止咳化痰平喘药物(喷托维林、溴己新、氨茶碱等)，也可雾化吸入药物祛痰。发热用对乙酰氨基酚、复方阿司匹林等，同时，应多饮水、休息，注意保暖，补充足够的热量。

三、肺炎

肺炎是指包括终末气道、肺泡腔及肺间质等在内的肺实质渗出、细胞浸润病变。病因以感染最常见，尚可由理化因素、免疫损伤、过敏及药物所致。细菌性肺炎约占肺炎的80%，大多数肺炎治愈后不遗留瘢痕，肺的结构与功能均恢复正常。

1. 分类

肺炎可按病因或解剖加以分类，临床常按病因分类，以利于选用敏感的抗生素。

2. 临床表现

肺炎球菌肺炎患者多为既往健康的青壮年，男性较多见。病前常有淋雨受凉、疲劳、醉酒、病毒感染史，多有上呼吸道感染的前驱症状。起病急，高热、寒战，体温达39℃~40℃，全身肌肉酸痛，患侧胸部疼痛，痰少、痰中带血或呈铁锈色，可有呕吐、腹泻。感染严重时可伴发休克、急性呼吸窘迫综合征及神经症状。体查肺部有实变征或湿啰音。血化验白细胞总数及中性粒细胞增高，痰培养可查到病原体，胸部X线检查随病情发展有不同程度的改变。

支原体肺炎近年来发病率有所增加，起病缓慢，常以上呼吸道感染症状开始，咳嗽为最突出的症状，阵发性刺激性呛咳，咳少量黏液痰，体温恢复正常后咳嗽可持续存在。X线检查显示肺部多种形态的浸润影，呈节段性分布。血白细胞总数正常或略增高，大部分患者冷凝集试验阳性，效价大于1：32，血清中支原体免疫球蛋白M(IgM)抗体阳性。

病毒性肺炎是由上呼吸道病毒感染向下蔓延所致的肺部炎症。多发于冬春季节，暴发或散发流行，常在急性呼吸道病毒感染症状尚未消退时，即出现咳嗽、痰少，或白色黏液痰、咽痛等呼吸道症状，无明显胸部体征，病情严重者有呼吸困难、肺部啰音。血白细胞计数一般正常或偏低，痰培养无致病菌生长，X线检查随致病源不同有不同的特征。病毒性肺炎的诊断依据为临床症状及X线改变，并排除其他病原体所致的肺炎，确诊有赖于病原学检查。

3.防治措施

避免淋雨受寒、疲劳、醉酒等诱发因素。注意隔离消毒，预防交叉感染。患病者应卧床休息、多饮水及少量多次进软食，给予足量维生素和蛋白质。

及早使用有效抗生素是治愈的关键。肺炎球菌肺炎可选青霉素、红霉素、头孢菌素类、喹诺酮类。支原体肺炎应首选大环内酯类抗生素（红霉素、罗红霉素、阿奇霉素）。病毒性肺炎可用利巴韦林、阿昔洛韦和双黄连等病毒抑制药物，一旦明确已合并细菌感染，应及时选用敏感抗生素。此外，还要对症处理（退热、止咳、祛痰），必要时吸氧，保持呼吸道通畅，密切观察病情，以防止感染性休克等并发症的发生。

四、自发性气胸

自发性气胸是指在无外伤的情况下肺组织和脏层胸膜突然破裂，或因靠近肺表面的肺大泡、细微气肿泡破裂，肺和支气管内空气逸入胸膜腔。多见于男性青壮年或患有慢性支气管炎、肺气肿、肺结核者。本病属呼吸科急症之一，严重者可危及生命，及时处理可治愈。

根据肺部有无原发疾病，将自发性气胸分为原发性和继发性两种。根据脏层胸膜破口的状况及胸膜腔内压力将自发性气胸分为闭合性气胸、开放性气胸、张力性气胸三种类型。

（一）临床表现

突然发生胸痛，呼吸困难，胸闷，呛咳程度与肺压缩的多少及患者原有肺脏功能状况有关。严重者出现烦躁不安、大汗、发绀，呼吸加快，脉搏细速，甚至休克。体格检查发现气管向健侧移位，患侧胸部饱满，呼吸运动减弱或消失，叩诊呈鼓音，语颤及呼吸音减弱。胸部 X 线检查是目前诊断气胸最正确、可靠的手段，可显示肺受压程度、肺内病变情况以及有无胸腔积液等。对于病情危重或条件不允许进行 X 线检查而高度怀疑气胸者，可在胸腔积气体征最明显处进行诊断性穿刺。

（二）防治措施

自发性气胸的治疗目的是促进患侧肺复张，消除病因，减少复发。

1.保守治疗

严格卧床休息，限制活动，适合气胸量小于20%、症状较轻、漏口已闭合的患者，经保守治疗 7～14 天气体可吸收，同时给予吸氧与对症处理等。因肺部基础疾病所致者，要注意积极治疗基础疾病，防止发生呼吸衰竭及气胸恶化。

2. 排气治疗

包括胸腔穿刺抽气和胸腔闭式引流、持续负压吸引。

3. 外科手术治疗

对于复发性气胸、长期漏口未能封闭、血气胸、双侧气胸等，可考虑开胸手术或胸腔镜术治疗。

五、胃炎

胃炎是指任何病因引起的胃黏膜炎症，是最常见的消化道疾病之一。胃炎按临床发病的缓急一般可分为急性胃炎和慢性胃炎两大类。急性糜烂出血性胃炎是急性胃炎中重要的一种；慢性胃炎常分为非萎缩性（以往称浅表性）、萎缩性和特殊类型三大类，特殊类型胃炎临床上较少见。

（一）临床表现

急性胃炎多数患者无症状，有症状者主要表现为上腹部饱胀或疼痛、恶心、呕吐、食欲减退等。急性糜烂出血性胃炎患者，可出现胃出血，一般为少量、间歇性，可自止，部分病人可出现呕血和（或）黑便等消化道出血表现。

慢性胃炎主要是由幽门螺杆菌（Hp）感染所引起的胃黏膜慢性炎症，多数是以胃窦为主的全胃炎。绝大多数慢性胃炎患者无任何症状，部分可有上腹部饱胀不适，钝痛、烧灼痛，这些症状无节律性，餐后加重；也可有嗳气、反酸、食欲不振、恶心、呕吐等。

（二）防治措施

（1）注意饮食规律，按时进餐，细嚼慢咽，避免进食粗糙、辛辣、过凉食物，以减轻对胃黏膜的刺激。

（2）多吃新鲜蔬菜、水果，少吃或不吃烟熏、腌制食物。维生素 C、维生素 E 和微量元素硒等抗氧化剂可清除幽门螺杆菌感染炎症所产生的氧自由基并抑制胃内亚硝胺化合物形成，对预防胃癌有一定作用。

（3）对有胃黏膜糜烂或胃灼热、反酸、上腹饥饿痛等症状为主者，根据病情或症状严重程度，可选用抑制胃酸分泌的 H_2 受体拮抗剂或质子泵抑制剂。

（4）对因应急、药物等引起的急性胃炎，应停止用药，并选择对胃黏膜有保护作用的硫糖铝对症治疗；对因胃动力学改变出现腹部胀痛的患者，可服促胃肠动力药多潘立酮或西沙比利；对因幽门螺杆菌感染引起的慢性胃炎，应予以根除治疗，具体方案见消化性溃疡的治疗。

（5）慢性胃炎绝大多数预后良好，经积极治疗后多能痊愈，极少数发展为萎缩性胃炎，极少数中度、重度萎缩性胃炎经长期的演变可发展成胃癌，应定期复查和积极治疗。

六、消化性溃疡

消化性溃疡通常指发生在胃和十二指肠的慢性溃疡。十二指肠溃疡（DU）较胃溃疡（GU）多见，好发于青壮年，冬春季多发。消化性溃疡的发生是多种病因综合所致，可能与下列因素有关：幽门螺杆菌感染；胃酸和胃蛋白酶自身消化；非甾体消炎药；吸烟与遗传因素；胃和十二指肠运动异常；长期精神紧张、焦虑或情绪波动；酒、浓茶、咖啡和某些饮料、高盐饮食、病毒感染。

（一）临床表现

部分患者可无症状，或以出血、穿孔等并发症作为首发症状。多数消化性溃疡有以下特点：

（1）慢性。长期、反复出现上腹部疼痛，病史可达几年甚或十几年。

（2）周期性。多数患者都具有周期性发作病史，尤其是十二指肠溃疡更为突出。在发作季节中，患者常有上腹疼痛，可持续数周之久，随后症状逐渐消失，但间隔1~2个月，往往再发，缓解期长短不一，可因精神情绪不良或服非甾体消炎药诱发。

（3）节律性。胃溃疡疼痛餐后出现较早，上腹痛在餐后0.5~1小时出现至下次餐前自行消失。十二指肠溃疡多在餐后1~3小时开始出现上腹痛，进食后可缓解，约半数有午夜上腹痛，患者常被痛醒。上腹痛为主要症状，可为钝痛、灼痛、胀痛或剧痛，但也可仅有饥饿样不适感。不典型病例仅表现为无规律性的较含糊的上腹隐痛不适，伴胀满、厌食、嗳气、反酸等症状，多见于胃溃疡。溃疡病活动期剑突下可有一固定而局限的压痛点，缓解时无明显体征。

近十年来，有效治疗消化性溃疡的药物不断问世，并发症已大为减少。常见并发症有上消化道出血、胃穿孔、幽门梗阻、癌变。其中以上消化道出血表现为黑便和呕血多见。

（二）防治措施

1. 规律生活，定时进餐

避免进食辛辣刺激性食物、浓茶、咖啡等饮料，牛乳和豆浆虽可暂时中和胃酸，但其所含钙和蛋白质能刺激胃酸分泌，不宜多饮。戒烟酒，不服或慎服非甾体消炎药，如吲哚美辛、芬必得（布洛芬）等。

2.劳逸结合

尽量避免过度劳累和精神紧张，合理安排学习和休息，保持心情开朗。

3.药物治疗

目的在于消除病因，解除症状，愈合溃疡、防止复发、避免并发症。目前多采用综合治疗。

（1）根除幽门螺杆菌（Hp）治疗。由于大多数抗生素在胃中活性降低，不能穿透黏液层到达细菌，因此幽门螺杆菌感染不易根除，目前尚无单一药物能有效根除，多采用联合应用的治疗方案。

（2）抑制胃酸分泌。药物包括 H_2 受体拮抗剂（西咪替丁、雷尼替丁、法莫替丁）和质子泵抑制剂。

（3）保护胃黏膜，可用硫糖铝、枸橼酸铋钾和米索前列醇等。

（4）有胃穿孔、出血、幽门梗阻、癌变等并发症者应进行外科治疗。

七、病毒性心肌炎

病毒性心肌炎是由病毒引起的心肌及心肌内小血管的炎性病变，常导致心肌功能紊乱。

1.病因

病毒性心肌炎约占心肌炎的半数，近年来，本病发病率有增高趋势。病因是多种病毒，如柯萨奇病毒 A、柯萨奇病毒 B，埃可病毒，流感病毒和艾滋病（HIV）病毒等。其中，以柯萨奇 B 组病毒所致心肌炎最常见。

2.临床表现和诊断

病毒性心肌炎患者约半数于发病前 1～3 天有病毒感染前驱症状，如发热、全身乏力、恶心、呕吐。然后出现心悸、胸痛、呼吸困难、浮肿等。体格检查可见与发热程度不平行的心动过速，各种心律失常，可听到第三心音或杂音。或有颈静脉怒张、肺部湿啰音、肝大等心力衰竭体征。重症可出现心源性休克。X 线检查可见心影扩大或正常。心电图可见 ST 段、T 波改变和各种心律失常，特别是期前收缩、房室传导阻滞。超声心动图可示左心室增大、左心室收缩幅度减低。血清学检查心肌酶系（如 CK、AST、LDH）增高，血沉加快，白细胞升高。病因诊断有赖于取心内膜心肌活组织病理切片检查。

3.防治

病毒性心肌炎的预防应加强体质锻炼，增强机体抗病的免疫功能。预防上呼吸道感染，避免烟酒。若感冒后出现心悸、气短、心律不齐，应及时就医，以便早诊断、早治疗。

急性心肌炎患者应卧床休息及补充营养，通常症状在数周内即可消失；而完全恢复，心电图(ECG)恢复正常，需要数月。患病时过劳或睡眠不足等，可使病情急剧恶化甚至死亡。治疗主要是针对心力衰竭，使用利尿药、血管扩张药、血管紧张素转换酶抑制药(ACEI)。另外，可用改善心肌代谢药物，如能量合剂、肌苷、维生素以及中药参麦、黄芪、丹参等。病程一般为3个月。超过3个月未恢复者转为慢性心肌炎，约10%最终演变为扩张型心肌病。

第二节　常见外科疾病的防治

一、急性阑尾炎

急性阑尾炎是外科常见病，也是大学生最常见的急腹症之一。

大多数阑尾炎由于阑尾管腔阻塞或粪石阻塞或因细菌在阑尾腔大量繁殖，分泌内毒素与外毒素等引起。

急性阑尾炎主要有以下四种类型：急性单纯性阑尾炎；急性化脓性阑尾炎；坏疽及穿孔性阑尾炎；阑尾周围脓肿。

（一）临床表现

（1）转移性腹痛。典型的腹痛发作始于上腹部，逐渐移向脐周，数小时（6~8小时）后转移并局限在右下腹，疼痛持续性加重。70%~80%急性阑尾炎患者具有这种典型的转移性右下腹痛的特点。

（2）胃肠道症状。发病早期可能有厌食、恶心、呕吐等症状，但程度较轻。有的病例可能发生便秘和腹泻。

（3）全身症状。早期乏力，炎症重时出现中毒症状，心率加快，发热达38℃左右。

（4）右下腹压痛。右下腹压痛是急性阑尾炎最常见的重要体征，压痛点通常位于脐与右髂前上棘连线的中、外1/3交界处（麦氏点），压痛点可随阑尾位置的变异而改变，但压痛点始终在一个固定的位置上。

（5）腹膜刺激征象。表现为右下腹或满腹压痛，反跳痛，腹肌紧张。

（6）实验室检查。大多数急性阑尾炎病人的白细胞计数和中性粒细胞比例增高，白细胞计数升高到$(10.0~20.0)\times10^9/L$。

（二）防治措施

1. 手术治疗

绝大多数急性阑尾炎一旦确诊，应尽早行阑尾切除术，既安全，又可以防止并发症的发生。

2.非手术治疗

不具备手术条件的患者可采用中西医结合治疗。合理选择抗生素抗感染，并卧床休息，控制饮食，加强护理，适当补充液体，并密切观察腹痛和全身情况变化。

3.预防

避免过度劳累和受凉。养成良好的生活习惯，进食细嚼慢咽，保持大便通畅。注意饮食卫生。发现腹痛，及早到医院诊治。

二、尿路结石与尿路感染

尿路结石与尿路感染是泌尿科常见疾病，与环境因素、全身性疾病及泌尿系统其他疾病有密切关系。尿路结石包括肾及输尿管结石、膀胱结石、尿道结石。尿路感染是指由细菌直接侵袭尿路引起的非特异性感染，包括肾盂肾炎、膀胱炎和尿道炎。

（一）尿路结石

形成尿路结石的因素多种多样，如尿液质和尿量的改变、泌尿系统局部因素、全身因素、环境因素等。常见因素有：形成结石的物质浓度过高，尿pH值改变，尿中抑制晶体沉淀物质减少，尿路感染的菌落、坏死组织、脓块均可成为结石核心。尿淤滞、尿路异物、全身因素，如新陈代谢异常、饮食结构异常也能形成尿路结石。

尿路结石可引起泌尿系统黏膜直接损伤，导致出血、感染。结石位于尿路较细处，如肾盏颈、输尿管、尿道，可造成尿路梗阻，有梗阻时更易发生感染，梗阻与感染均可使结石迅速增大。故结石、梗阻、感染可互为因果，加重泌尿系统损伤。输尿管内径上粗下细，故尿路结石常停留嵌塞在输尿管的三个生理狭窄处，即肾盂输尿管连接处、输尿管跨越髂血管处、输尿管进入膀胱处。

1.临床表现与诊断

尿路结石临床表现主要为血尿和疼痛。其症状与结石的大小、部位、活动度及有无损伤感染、梗阻有关。结石大、活动度小的肾盂、肾盏结石，无疼痛症状或有隐痛。若结石活动引起急性输尿管梗阻，则出现肾绞痛，疼痛剧烈，为阵发性，病人辗转不安、恶心呕吐、出汗。疼痛位于腰部与上腹部，沿输尿管方向向下腹部及外阴部放射。绞痛侧肾区有叩痛。膀胱结石多发于男孩，疼痛向阴茎头放射，患者常搓揉阴茎，变换体位使疼痛缓解。肾及输尿管结石多在运动或乘车船颠簸后或绞痛之后出现血尿，为肉眼或显微镜下血尿。膀胱结石的血尿为终末血尿。输尿管膀胱壁间段结石或结石伴感染时，可有尿频、尿急、尿痛等膀胱刺激症状。结石引起肾积水，可触到增大的肾脏。双侧积水易致肾功能不全并发尿毒症。

实验室检查可确定诊断，尿常规可见显微镜下血尿，B 型超声波和 X 线检查可发现结石并确定结石的大小及部位。

2. 治疗

治疗尿路结石，应多饮水，增加尿量，稀释尿液；平时要多活动，同时调节饮食、控制感染。可用中药排石汤，促进排石。有肾绞痛者，用阿托品和哌替啶（杜冷丁）同时注射，并静脉输液治疗。轻症可用溴丙胺太林、山莨菪碱（654－2）、硝苯地平（心痛定）、吲哚美辛（消炎痛）。必要时可手术或体外碎石治疗。

（二）尿路感染

尿路感染，多为会阴部及肠道内常见菌种引起，以大肠埃希菌（大肠杆菌）为最多，其次为副大肠埃希菌、变形杆菌等。尿路感染最常见为上行感染，细菌由尿道外口、膀胱、输尿管上行到达肾盂，引起肾盂肾炎。另外血行感染、淋巴道感染远较上行感染少见。

1. 临床表现与诊断

急性肾盂肾炎：起病急骤、寒战发热，体温可达39℃以上，多伴有头痛、乏力及全身不适，患者食欲不振，可有恶心、呕吐或腹痛。急性肾盂肾炎多伴有膀胱炎，患者有尿频、尿急、尿痛等膀胱刺激征。相当一部分病人无上述典型表现，而以高热或血尿等为主要表现。

慢性肾盂肾炎：大多数由急性肾盂肾炎迁延不愈所致，表现与急性肾盂肾炎相似，也同样有全身表现和泌尿系统症状，临床反复发作，病程超过半年以上。

膀胱炎和尿道炎：急性出血性膀胱炎表现为突然发作的肉眼血尿和较重的尿路刺激症状，每日排尿可达数十次，排尿终末时下腹疼痛严重，发热等全身中毒症状轻微。

实验室检查对尿路感染的诊断有很大的帮助，尿常规一般以白细胞增多为主，可发现脓细胞，红细胞较少，多数有尿蛋白，尿细菌培养呈阳性者，可确诊为尿路感染。

2. 治疗

一般疗法：有发热和全身症状的患者应卧床休息，高热脱水时应静脉输液，多饮水使每日尿量在 3000 mL 以上，以减少细菌在尿路中停留与繁殖。

急性膀胱炎因其多为单一大肠埃希菌感染，可根据致病菌选用抗生素给予 3 ~ 7 天短程治疗，复方新诺明(SMZ - TMP)2 次/d，或诺氟沙星 0.1 ~ 0.2 g/次，3 次/d。

急性肾盂肾炎的常用药物有青霉素、氨苄西林、庆大霉素或头孢菌素、环丙沙星等，病情较重者可几种药物联合应用，肌内注射或静脉滴注。用药时间要持续到症状完全消失及尿化验正常后 1 ~ 2 周为止，以免复发或转为慢性。

慢性肾盂肾炎在炎症活动期治疗与急性肾盂肾炎相同。此外，要加强全身支持疗法，增强抵抗力，维持水、电解质及酸碱平衡，治疗并发症。抗菌药的应用与急性肾盂肾炎基本相同，但疗程应延长，选择抗生素最好根据尿培养及药敏试验结果，联合应用 2 ~ 3 种，2 ~ 3 周为 1 个疗程，结束后 1 周查尿。若检测尿细菌仍为阳性，选择另一组抗生素疗程相同，总疗程 2 ~ 4 个月。

三、急性胆囊炎

急性胆囊炎是胆囊发生的急性化学性或细菌性炎症。约 95% 的病人合并有胆囊结石，称结石性胆囊炎。

（一）病因

（1）胆囊管梗阻。结石可突然阻塞或嵌顿于胆囊管或胆囊颈，结石也直接损伤受压部位的黏膜引起炎症，以致胆汁排出受阻，胆汁滞留，胆汁浓缩。

（2）细菌感染。致病菌主要为革兰阴性杆菌，其中以大肠埃希菌最常见，厌氧菌感染亦常见。致病菌可通过胆道逆行侵入胆囊，或经血液循环或淋巴途径进入胆囊。

（3）其他因素。如寄生虫感染等。

（二）临床表现

女性多见，多数病人发作前曾有胆囊疾病的表现。急性发作的典型症状为突发右上腹阵发性绞痛，常在饱餐、进油腻食物后，或夜间发作。疼痛常放射至右肩部、肩胛和背部，伴恶心呕吐、厌食等。右上腹可有不同程度、不同范围的压痛、反跳痛及腹肌紧张，莫菲氏征阳性，并常在右上腹触到肿大而触痛的胆囊。感染加重时，部分病人出现黄疸，病变继续发展，可形成胆囊积脓、坏死、穿孔，导致弥漫性腹膜炎。病人全身症状明显，可出现寒战、高热、脉速等。

（三）诊断

（1）实验室检查。大多数病人有白细胞计数升高，常大于 $10 \times 10^9/L$。血清转氨酶、碱性磷酸酶升高较常见，1/2 病人有血清胆红素升高，1/3 病人血清淀粉酶升高。

（2）影像学检查。B 超检查，可显示胆囊增大，囊壁增厚，甚至有"双边"征，胆囊内有结石光团。

（四）治疗

急性结石性胆囊炎的最终治疗是手术治疗。手术时机及手术方法的选择应根据病人的具体情况而定。

（1）非手术治疗。包括禁食，输液，纠正水、电解质及酸碱代谢失衡，全身支持疗法，选用对革兰阴性、革兰阳性细菌及厌氧菌均有作用的广谱抗生素，联合用药，使用维生素 K，解痉止痛药物等。

（2）手术治疗。急诊手术适用于：发病在 48～72 小时以内者；经非手术治疗无效且病情恶化者；有胆囊穿孔、弥漫性腹膜炎、急性化脓性胆管炎、急性坏死性胰腺炎等并发症者。其他病人特别是年老体弱的高危病人应争取在病人情况处于最佳状态时行择期手术。

手术方法有胆囊切除术和胆囊造口术。

（五）预防

避免过度劳累和受凉。忌油腻食物或暴饮暴食。保持大便规律、通畅。有肠道寄生虫者定期驱虫。有胆道蛔虫、胆囊结石史者定期复查 B 超、大便常规等。

四、急性胰腺炎

急性胰腺炎是外科常见的急腹症之一，是指胰腺的外分泌液（胰液）消化胰腺自身及其周围组织所致的急性炎性疾病。根据程度的不同分为水肿性和出血坏死性胰腺炎。大学生和教职工中该病较常见。

（一）病因

（1）梗阻因素。引起梗阻最常见的原因为胆道疾病，约85%的人胆总管与胰管形成"共同开口"，当胆总管下端结石嵌顿、胆道蛔虫、括约肌水肿和痉挛、十二指肠乳头狭窄或肿瘤时，导致胆汁逆流入胰管，使胰腺管内压力增高，胰小管和胰泡破裂，胰酶激活，胰液外溢，引起胰腺组织损害。

（2）暴饮暴食和酗酒。可刺激胰腺过量分泌胰液，"共同开口"处水肿和痉挛，胰液排出障碍，从而发病。

（二）临床表现

（1）腹痛。主要表现为上腹中部或偏左上腹的持续性剧烈疼痛，并有阵发性加重，可向双侧肩部放射。出血坏死性胰腺炎早期即可出现休克。

（2）恶心、呕吐。腹痛开始即可出现，呕吐后腹痛不缓解为其特点。

（3）腹膜炎体征。上腹部正中或偏左压痛、反跳痛和腹肌紧张，重症胰腺炎时压痛范围广，可漫及全腹，肠鸣音减弱或消失。

（4）全身反应。体温增高，轻度黄疸。休克时面色苍白，血压下降，脉搏细速，尿量减少，四肢厥冷，精神萎靡。

（三）诊断

（1）有胆道疾病或暴饮暴食、酗酒病史和体格检查所见。

（2）血、尿淀粉酶显著增高，血清淀粉酶大于300索氏单位，尿淀粉酶大于500索氏单位。

（3）腹部B超及腹腔诊断性穿刺抽出血性混浊渗出液，穿刺液送检淀粉酶值增高都有诊断意义。

（四）治疗

（1）非手术治疗。适应于急性水肿性胰腺炎，包括禁食、胃肠减压、输液支持、解痉止痛、抗感染、抗胰酶、抗休克等综合治疗。

（2）手术治疗。对出血坏死性胰腺炎，尤其是合并感染者用手术疗法，其目的是将含有胰酶和毒性物质的液体引流，将坏死组织清除。

（五）预防

避免过度劳累和受凉，避免暴饮暴食和戒酒，忌油腻食物。保持大便通畅，定期驱虫。对有胆道结石、胆道蛔虫病者，积极治疗原发病。养成饮食规律，讲究个人卫生。

五、疖

疖指单个毛囊及所属皮脂腺的急性化脓性感染，为大学生常见的急性软组织感染。

（一）病因

致病菌以金黄色葡萄球菌为主，偶尔由表皮葡萄球菌或其他病菌致病。感染发生与皮肤不洁、损伤、环境温度过高或机体抗感染能力降低有关。

（二）临床表现

疖发生在皮肤，出现红、肿、热、痛，范围不超过2 cm直径。化脓后其中心处先呈白色，触之稍有波动，继而破溃流脓，并出现黄白色的脓栓。脓栓脱落，脓液流尽后，局部可以消肿愈合，有的疖无脓栓，自溃稍迟，需设法促其脓液排出。

面疖常较严重，红肿范围较大，且容易伴寒战、发热和头痛。鼻、上唇及周围(称"危险三角区")的疖，被挤碰时，病菌可经眼部的内眦静脉、眼静脉进入颅内，引起颅内化脓性感染，有发热、头痛、呕吐、意识障碍等，病情十分凶险、严重。

(三)预防和治疗

为了预防本病，应经常保持皮肤清洁，及时更换内衣和避免皮肤受伤。在暑天和其他炎热环境中生活工作，应避免汗渍过多和干渴，多进食饮料、瓜果等。

治疗原则是争取在早期促进炎症消退，局部热敷，涂以2%碘酊或鱼石脂软膏外敷。局部化脓时及早切开排脓，及时消除全身不良反应。对未成熟的疖，尤其是面部危险三角区的疖不应任意挤压，以避免感染扩散。出现发热、白细胞计数升高等全身症状时，应给予抗生素治疗和对症处理。

六、甲沟炎

甲沟炎是指(趾)甲沟或其周围组织的感染，为大学生常见的手(足)部急性化脓性感染。

(一)临床表现

甲沟炎常发生在一侧甲沟皮下，表现为红肿，疼痛，一般无全身症状。如能及早治疗，炎症可能好转，消退。否则，病变发展，迅速化脓，脓血自甲沟一侧蔓延到甲根部的皮及对侧甲沟，形成半环形脓肿或甲下脓肿，在指(趾)甲下可见到黄白色脓液，使指甲与甲床分离。感染加重时常表现疼痛加剧、发热或全身症状。

(二)治疗

甲沟炎初起未成脓时，局部可选用鱼石脂软膏、金黄散糊等敷贴或超短波、红外线等理疗，并口服复方新诺明等抗菌药。已成脓时，除用抗生素外，应手术切开引流或全片指甲拔除。

(三)预防

剪指(趾)甲不宜过短，不强行剥离倒刺，手(足)指(趾)微小损伤可涂碘酊，保持手(足)部特别是甲沟处皮肤清洁。

七、痔

痔是直肠下段黏膜下和肛管皮肤下的静脉丛淤血、扩张和曲张所形成的静脉团，是最常见的肛肠疾病。任何年龄都可发病，但随着年龄增长，发病率增高。

（一）病因

病因尚未完全明确，可能与多种因素有关。目前主要有以下学说：

（1）肛垫下移学说。认为在肛管的黏膜下有一层特殊的组织，起闭合肛管、控制排便作用。当该组织弹性回缩作用减弱后，肛垫则充血、下移形成痔。

（2）静脉曲张学说。认为痔的形成主要是肛周静脉扩张淤血所致，如长期的坐立、便秘、妊娠、前列腺肥大等。

此外，长期饮酒和食入大量刺激性食物可使局部充血，肛周感染可引起静脉周围炎，以上因素都可诱发痔的发生。

（二）分类

痔根据所在部位不同分为内痔、外痔和混合痔三类。

内痔由直肠上静脉丛形成，位于齿状线上方。外痔由直肠下静脉丛形成，位于齿状线下方。混合痔由直肠上、下静脉丛相互吻合，静脉曲张时相互影响，使上、下静脉丛均发生曲张，所以称混合痔，位于齿状线上下。

（三）临床表现

（1）无痛性间歇性便后出血。大便后滴鲜血是内痔或混合痔早期常见症状，因粪便擦破痔块黏膜，出现便时滴血或便纸上带血，少数呈喷射状出血，可自行停止。便秘、饮酒及进食刺激性食物是出血的诱因。如长期便血，可出现贫血。

（2）痔块脱出。第二期、第三期、第四期内痔或混合痔可出现痔块脱出。轻者在排便时脱出，便后自行回复，如逐渐加重，在排便后需用手辅助才可还纳。

（3）疼痛。单纯性内痔无疼痛，可有坠胀感。当合并有血栓形成、嵌顿、感染等情况时，才感到疼痛。血栓性外痔疼痛明显，可伴有水肿。

（4）瘙痒。痔块脱出时常有黏液分泌物流出，可刺激肛门周围皮肤，引起瘙痒。

（四）治疗

（1）一般治疗。在痔的初期和无症状静止期的痔，可采用热水坐浴，肛管内注入油剂或栓剂，局部热敷。嵌顿痔初期，用手轻轻将脱出的痔块推回肛门内，阻止再脱出。

（2）注射疗法。治疗一期、二期出血性内痔的效果较好。注射硬化剂的作用是使痔和痔块周围产生无菌性炎症反应，黏膜下组织纤维化，致使痔块萎缩。

（3）胶圈套扎疗法。可用于治疗一期、二期内痔。原理是将特制的胶圈套入到内痔的根部，利用胶圈的弹性阻断痔的血运，使痔缺血、坏死、脱落而愈合。

（4）手术疗法。常采用痔单纯切除术、痔环形切除术、血栓性外痔剥离术。

痔的治疗方法较多，非手术疗法对大部分痔的治疗效果良好，注射疗法和胶圈套扎疗法成为痔的主要治疗方法，手术治疗只限于保守治疗失败或不适合保守治疗的患者。

（五）预防

忌辛辣刺激性食物和饮酒，多食水果、蔬菜，保持大便通畅、规律。便后清洗肛门，或睡前坚持热水（45℃～50℃）坐浴，保持肛门清洁。养成经常提肛的习惯，有利于预防和辅助治疗。久坐、久站的工作，宜定期活动肢体，坚持体育锻炼。

八、肛裂

肛裂是齿状线下肛管皮肤层裂伤后形成的小溃疡，方向与肛管纵轴平行，长 0.5～1.0 cm，呈菱形或椭圆形，绝大多数在肛管的后正中线上，常引起疼痛。

（一）病因

长期便秘者，粪便干结，大便时用力过猛，肛管皮肤被撕伤，反复损伤则裂伤全层皮肤，经久不愈，可继发感染或溃疡。

（二）临床表现

肛裂病人有典型的临床表现，即疼痛、便秘和出血。疼痛多剧烈，有典型的周期性。排便时由于肛裂内神经末梢受刺激，立刻感到肛门烧灼样或刀割样疼痛，称为排便时疼痛；便后数分钟可缓解，称为间歇期；随后因肛门括约肌收缩痉挛，再次剧痛，此期可持续半小时到数小时，临床称为括约肌挛缩痛。直至括约肌疲劳，松弛后疼痛缓解，但再次排便时又发生疼痛，以上称为肛裂疼痛周期。由于肛裂引起排便及便后疼痛，使病人恐惧排便，导致便秘更为加重，形成恶性循环。

（三）治疗

急性或初发的肛裂可用1∶5000高锰酸钾温水坐浴或口服缓泻药或液状石蜡，使大便松软、润滑，以纠正便秘。也可采用扩肛术。对经久不愈，保守治疗无效，且症状较重者，可采用手术治疗。

（四）预防

可参照"痔"的预防方法，关键是持之以恒。

第三节　其他常见疾病的防治

一、过敏性皮炎

过敏性皮炎又称荨麻疹，俗称"风团块"，是人体受外界抗原物刺激后，皮肤上的血管所产生的一种异常速发型免疫反应。皮肤出现风团和瘙痒是该病的特点。

（一）病因

过敏性皮炎的病因主要有两大因素：其一为抗原物（又称过敏原）的侵入，包括动物性（如鱼、虾、羽毛）、植物性（如花粉）、化学性（如药物、油漆）、物理性（如冷、热、日光）、感染性（如肠寄生虫、感染病灶）等；另一为人体免疫反应性异常，机体处于高敏体质状态。

（二）临床表现

人体任何部位的皮肤突然出现鲜红、淡红或苍白色皮疹，凸出皮肤，面积由米粒至手掌大不等，呈圆形、不规则形，或融合成环状或地图样。同时自觉皮肤瘙痒、灼热。这些症状消失也很快，且皮肤上不留任何痕迹，一日之内可数次发作。如果此变态反应不仅在皮肤上发生，而且在呼吸道和消化道黏膜上同时存在，则可有胸闷、气促和腹痛、腹泻、呕吐等症状。

（三）治疗

（1）耐心寻找过敏原，从根本上除去病因。

（2）药物治疗抗过敏药物，如阿司咪唑9 mg口服，每日1次。钙剂治疗，如维丁胶性钙2~4 mL，肌内注射，或葡萄糖酸钙10 mL加50%葡萄糖40 mL，缓慢静脉推注。皮肤瘙痒者局部可外搽止痒洗剂。有呼吸道或（和）消化道症状时可注射或口服肾上腺皮质激素。

二、手、足癣

手、足癣是致病真菌所引起的表浅真菌病，在皮肤病中发病率高。依感染部位不同而分别称为手癣或足癣。后者感染率远高于前者，且南方多见，常穿胶鞋者患病率高达60%左右。

（一）病因

手、足癣的主要病原体是致病真菌中的红色毛癣菌，它广泛存在于自然界，其生命力很强，尤其在气候潮湿温暖的地区和季节繁殖迅速。机械性刺激、繁殖产生的酶类和酸性产物，可引起局部炎症反应。该菌在手、足、指（趾）甲、大腿等体表皮肤自身传染，引发病变，并互为因果。也可以公共洗涤器具、场所为载体而感染他人。

（二）临床表现

手、足癣常侵犯示（食）指、中指尖端屈面、手心、足第3第4趾缝间、脚掌等处皮肤，也延及手背、足背的皮肤，以水疱、脱屑为主要改变。手皮肤受损后变粗糙，足皮肤受损后有不同程度的痒感。病变夏季加重，冬季缓解，反复发作，多年不愈。继发感染时局部红、肿、痛及渗出，可有相关淋巴结肿大。慢性过程时，在冬季可出现皮肤皲裂。

（三）治疗

以达克宁软膏、克霉唑软膏、复方土槿皮酊等各种癣药外抹，每天3次，直至局部脱皮2~3次后，仍坚持用药一段时间，以巩固疗效。有渗出时，用足光粉、脚癣一次净浸泡治疗。继发感染时，以1:5000高锰酸钾液浸泡，同时加用抗生素控制感染。有皮肤皲裂的以癣药膏剂效果较好。

（四）预防

（1）不用公共洗脚盆、澡盆、拖鞋、擦脚布等；在治疗脚癣时，应防止自身感染，如手癣、甲癣或体癣。

（2）勤换鞋袜，勤洗手，勤剪指（趾）甲，勤晒被。

三、疥疮

疥疮是由人型疥虫所致的传染性皮肤病，以接触传染、皮肤剧烈瘙痒和易继发细菌感染为主要表现。

（一）病因

大学生假期外宿，或在亲朋好友等人群之间小住，由衣被和皮肤间接或直接传染。雌性疥虫以隧道方式隐居皮内深处产卵、孵化，刺激皮肤瘙痒。

（二）临床表现

多见在人体细嫩的皮肤部位，如指缝、手腕屈面、肘窝、腋窝、乳晕、脐周、阴部、大腿内侧等处，感染区出现散在丘疹、水疱或脓疱。由于疥虫有昼伏夜动的习性，在人入睡后这些皮损部位奇痒难忍，严重影响睡眠和次日学习。

（三）防治

疥疮皮损处抹硫黄软膏或疥疮灵等，早晚各 1 次，连续 3~4 天。用药前，先用温热水洗澡。治疗期间可不必洗澡，因织物上的药物仍有治疗作用。治疗 1 个疗程(3~4 天)后洗澡，换衣被，重复上述治疗。观察 2 周，无新皮疹，视为治愈。换下的衣被，应煮沸消毒杀死疥虫。不宜煮沸的衣物应烈日暴晒，或装入密封塑料袋中 1 周，饿死疥虫，以防再度感染。患者在治愈前，不应与健康人共用衣被，以免传染他人。

四、结膜炎

结膜炎在眼病中最为常见，多具传染性或流行性。病因多为感染，其次为过敏或外伤。学校内易发生流行的急性结膜炎，俗称"红眼病"，危害颇广。

（一）病因

引起结膜炎的病原体有肺炎双球菌、链球菌、科卫氏菌、葡萄球菌等。

（二）临床表现

结膜炎多为双眼同时发病，也可两眼先后发病。自觉眼内异物感、痒、烧灼感等。眼分泌物增多，常使上、下眼睫毛黏结成束。眼睑穹窿部和睑结膜充血，眼肿胀明显。重症者眼痛、畏光、流泪。发病后 3~4 天为高潮，随后症状逐渐减轻，10~14 天痊愈。

（三）治疗

结膜炎的治疗主要有三大原则：一是保持眼结膜囊清洁。用 0.9% 氯化钠注射液等冲洗结膜囊。二是局部使用抗生素。眼结膜囊内滴 0.5% 氯霉素眼药水或 0.5% 庆大霉素眼药水，每隔 1~2 小时 1 次，重症者半小时 1 次，也可用利福平眼药水、氧氟沙星眼药水等。睡前眼结膜囊内涂 0.5% 四环素眼膏，以延长药物停留时间，并防止分泌物黏结睫毛。三是病眼禁用眼罩，否则分泌物排出困难，细菌繁殖加快，症状加重。

（四）预防

流行期做好眼卫生宣传。"红眼病"患者应立即隔离治疗，做好洗面用具的消毒，一眼患病者要谨防另一眼感染。不共用洗脸用具，尤其是"红眼病"患者的物品。养成勤洗手的习惯，不用手揉擦眼睛。

第十一章　急症自救与互救

由于急症和各种意外事件发生的不可预知性和危急性，能够实施及时、正确、有效的现场急救、自救和互救极为重要，可为患者赢得宝贵的抢救时机，提高抢救成功率。在一些经济发达的国家，公民的急救水平是衡量城市生活水准和社会发展水平的指标之一。无论是专业人员还是非专业人员，如能熟练掌握急症自救、互救知识与操作，提高自救互救能力，将显著地影响现场抢救的最终效果。因此，向全民推广急救基础知识，特别是对大学生进行普及教育尤为重要。

第一节　救护新概念

一、现代救护

救护新概念是指在现代社会发展和人类生活新的模式结构下，针对生产生活环境中发生的危重急症、意外伤害，向公众普及救护知识，使其掌握先进的基本救护理念与技能，以便能在现场及时有效地开展救护，从而达到挽救生命、减轻伤残的目的。

急救常识-判断病情

现代救护的特点是立足于现场，依靠"第一目击者"，在救命的黄金时刻对伤病员进行正确有效的救护，并迅速启动救援医疗服务系统，为医院救治创造条件。所谓"第一目击者"是指最早接触现场、最早发现伤病员并对伤病员第一个实行紧急救护的人。

二、现代救护的程序

(一)现场评估

通过眼睛观察、耳朵和鼻子感觉等对异常情况做出分析判断。

(1)评估情况：环境是否存在继续致伤病的因素，是由什么原因导致的伤病情况，伤病情的轻重、伤病员人数。

(2)保障安全：施救前一定要确保现场已经安全，不会对伤病员、围观者造成进一步的危害。要清楚明了自己救护能力的极限，在不能消除潜在危险因素时，应尽量确保患者与自身的距离，安全救护。

（3）个人防护：保护施救者，如有可能，尽可能使用个人防护用品（如口罩、手套、眼罩、呼吸面膜等）。

在现场要保持镇定，细心负责，理智科学判断，分清轻重缓急，果断实施救护措施。

（二）判断病情

要从意识、气道、呼吸、循环、瞳孔等几个方面判断病情的危重情况。

（1）意识。通过大声呼唤、轻拍的方法来检查患者是否还有意识，神志是否清醒。也可采用掐人中穴或者合谷穴的方法，看患者是否有反应来判断意识。

（2）气道。根据患者是否能说话、是否咳嗽，或者用仰头举颏法打开气道，看是否存在气道梗阻。

（3）呼吸。正常人呼吸频率 16～20 次/min，通过一听二看三感觉的方法，判断患者是否还有呼吸运动，如果仍有呼吸运动，要判断呼吸频率是否变快或变慢，幅度是否变深或变浅乃至不规则叹气样呼吸等。

（4）循环体征。通过触摸颈动脉，观察患者的口唇及肤色来判断循环体征，如患者触摸不到颈动脉，口唇面色苍白或者发绀，说明患者心跳已停止，马上进行人工胸外按压。正常人的心率 60～100 次/min。

（5）瞳孔。正常人瞳孔直径为 3～4 mm，双侧等大等圆，通过观察患者瞳孔的对光反射，大小形状等来判断病情。如瞳孔散大、瞳孔缩小（针尖样）或者一大一小，都说明病情危重。

（三）拨打 120 急救电话

拨打 120 时要镇静，说明报告人的姓名、联系方式；报告人所在的准确地点，附近显著的标志；伤病患者的病因（如撞伤、心脏病、蛇咬伤等）；伤病患者人数，病情严重程度等。切记如果接线员不挂电话，就不要先放下话筒，因为可能很多必要的信息还没有汇报完整。

（四）急救

表明身份，呼叫现场懂急救技术的人员参与抢救。

第二节　心肺复苏

心肺复苏（cardio pulmonary resuscitation）简称 CPR，是指为心搏骤停患者恢复心跳和呼吸而采取的紧急措施。发生心搏骤停的原因主要有各种心脏病、急病、创伤、溺水、中毒、触电等。

心肺复苏的关键就是时间要早。复苏开始越早，存活率越高。心跳停止10秒钟，意识丧失，突然倒地；20秒钟发生昏厥或抽搐，60秒钟瞳孔散大，呼吸停止；4~6分钟大脑细胞可发生不可逆损伤。挽救心搏骤停伤病员的黄金时间为4分钟。在4分钟内，复苏成功率可达50%；4~6分钟复苏者存活率约10%；

心肺复苏术

大于6分钟存活率仅为4%；大于10分钟则存活率更低，几乎无存活的可能。人类87.7%猝死发生在医院以外，没有医护人员参与抢救。猝死人员有35%~40%如经现场及时进行心肺复苏，可以挽救生命。所以必须在心跳停止后立即进行有效的心脏复苏。

一、成人基础生命支持程序

（1）现场评估。分析判断周围环境是否安全，观察有无毒气、煤气、电流、落石、塌方、火灾、洪水、高空坠物、人群拥挤、高速汽车等危险因素存在。

（2）判断意识。轻拍患者双臂，并在其耳边高声呼唤（图11-1），无反应者为无意识。对婴儿要拍击足底或掐上臂（图11-2）。

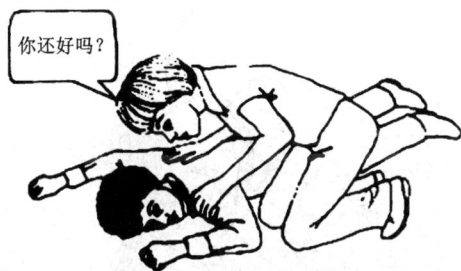

图11-1 询问患者

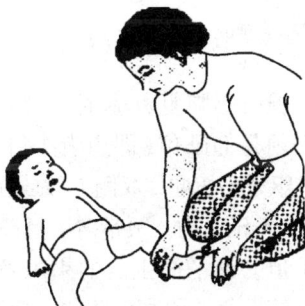

图11-2 拍击婴幼儿足底

（3）判断呼吸脉搏。判断呼吸、脉搏应同时进行，在5~10秒钟内完成。通过观察有无胸廓起伏等呼吸征象来判断患者有无呼吸。同时，施救者一手置于患者的前额使头部保持后仰位，另一手以示指、中指尖置于喉结上，然后滑向施救者同侧的气管与颈前肌之间的凹陷处，触摸颈动脉（图11-3）。如果没有搏动，表示心脏已经停止跳动。非医务人员不需要检查脉搏。

患者突然意识丧失，颈动脉搏动消失，凭这两点即可肯定心搏骤停的诊断。对于非专业急救者，如果患者意识丧失，且没有呼吸，就可假定为心脏停搏。

(4)呼救。拨打120急救电话，启动急救医疗系统(emergency medical system, EMS)。

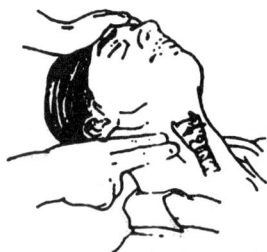

图11-3 触摸颈动脉

(5)胸外心脏按压。现代救护心肺复苏技术强调胸外心脏按压。一旦证实患者无意识、无呼吸或呼吸不正常(叹息样呼吸)，马上做胸外按压。简化成人基本生命支持(basic life support)分"CAB"三个步骤：胸外按压(chest compressions)、开放气道(airway)和人工呼吸(breathing)，其重要意义是缩短开始胸外按压的时间，使患者更快得到人工循环的支持。强烈建议普通施救者仅做胸外心脏按压的心肺复苏术(CPR)，弱化人工呼吸的作用，对未经培训的普通目击者，鼓励急救人员电话指导下仅做胸外按压的CPR。

(6)人工呼吸。人工呼吸就是用人为的力量来帮助患者进行呼吸，最终使其恢复自主呼吸的一种急救方法。

(7)除颤。

二、胸外按压(C)

施行心肺复苏术时，患者的体位必须是仰卧位(即患者平卧，头、颈、躯干不扭曲，双侧上肢放在躯干旁)，解开衣物、领带等，且躺在稳定平坦的硬平面上。如果患者面朝下，复苏者必须翻转患者，使其头、颈、肩和躯干同时转动(图11-4)。复苏者应在患者的一侧，便于进行心肺复苏操作。

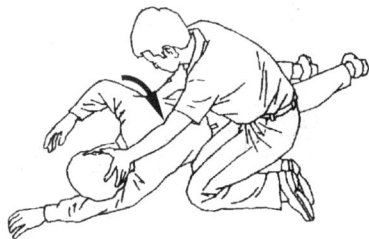

图11-4 翻转病人

胸外按压时，是借助于在胸骨上施加的压力使心脏受到间接的压力而排出心脏内的血液；放松时，胸廓由于其固有的弹性而恢复原位，造成胸内负压，使静脉血回流重新充盈心脏，从而推动血液循环，激发心脏的自主节律的恢复。

方法：

（1）应置患者仰卧在硬板上或地面上，双下肢稍抬高，不用枕头，使头部位置低于心脏，这样血液易流向头部。施救者迅速使用拳头以中等力度叩击患者胸骨下段1~2次，观察患者心跳是否恢复，如未能恢复患者心跳，则应立即进行胸外心脏按压。

（2）施救者应紧靠患者一侧，并根据患者位置高低，分别采取跪、站等姿势，以保证按压力垂直并有效地作用于患者胸骨。

（3）胸外按压方法：按压部位为胸骨中下1/3处。施救者将一手掌根部按在患者胸骨中下1/3处，另一手重叠其上，指指交叉，双手重叠握紧，双臂绷直，双肩在患者胸骨上方正中，利用上半身的体重和肩臂力量，垂直向下按压，按压力量应足以使胸骨下沉至少5 cm（5~13岁儿童3 cm，婴幼儿2 cm），压下后放松，使胸骨自行弹回正常状态，但双手不要离开胸壁。反复操作，频率至少100次/min。注意按压和放松的力量和时间必须均匀，放松时掌根不要离开按压处，否则会改变正确的按压位置。胸外按压和人工呼吸比例为30:2（图11-5）。

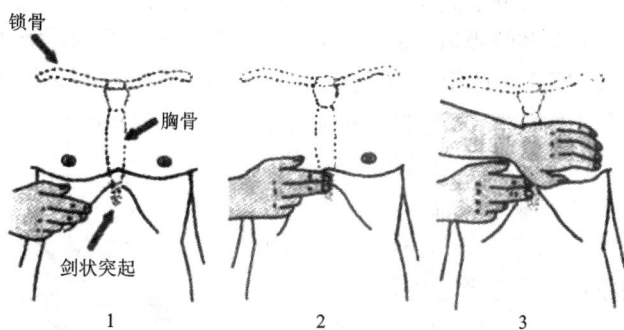

图11-5　胸外按压位置确定方法

（4）按压有效指标：扣及大动脉搏动，触及桡动脉搏动，皮肤颜色转红，眼睫毛反射恢复，瞳孔变小，自主呼吸可持续存在。

（5）在按压时，一定要注意按压后保证胸壁完整回弹，这样才能造成胸腔内负压，促使静脉回流至心脏，从而增加下一次按压的心脏排血量（见图11-6）。

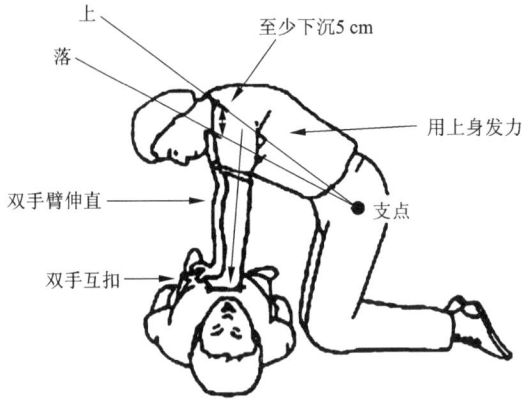

图 11 – 6 胸外按压的作用力方向

三、开放气道(A)

患者心跳呼吸停止、意识丧失后,由于各种原因易发生呼吸道梗阻,其中最常见是舌后坠和呼吸道内的分泌物、呕吐物或其他异物。液体或半液状用布包裹手指清除,固体物可用手指钩出。施行人工呼吸前必须清除呼吸道内的异物或分泌物,然后采用仰头抬颌法打开气道,保持呼吸道通畅。

仰头举颏法:操作者站或跪在患者一侧,一手置患者前额推头后仰,另一手用食指、中指置于患者下颌骨下沿处,将颌部向上向前抬起,使患者的下颌与耳垂连线与水平面垂直,手指不要压迫软组织。再通过看、听、感觉三种方法检查患者是否有自主呼吸(图 11 – 7)。

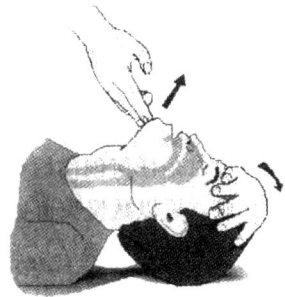

图 11 – 7 仰头举颏法

要点及目的:

(1)压前额──→头后仰。

(2)托下颏──→颈伸直。

(3)张口──→解除舌根后坠对气道的压迫,开放气道。

四、人工呼吸（B）

通过"一看二听三感觉"的方法，判断患者是否还有呼吸。施救者将耳朵贴近患者的口和鼻部，在开放气道的情况下观察：①看胸部有无起伏；②听出气时有无气流；③感觉有无气体流动。如无上述反应，可以确定患者无呼吸，应立即进行口对口吹气。

方法：施行人工呼吸时，将患者松开衣领，置于仰卧位，清除患者口鼻中分泌物或异物，操作者一手置患者前额推头后仰，另一手将患者下颌向上、向前抬起，从而使其头部稍向后仰，使呼吸道通畅。置于前额的手在不移动的情况下，用拇指和示指捏紧病人的鼻孔，以免吹入的气体外逸。然后深

图 11 -8　口对口人工呼吸

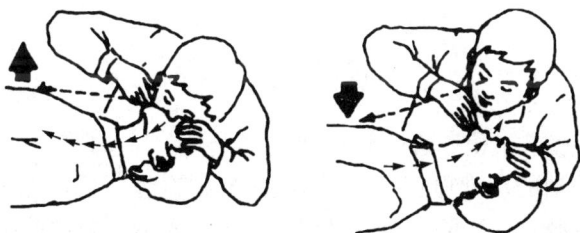

吸一口气，紧贴患者的双唇用中等力量吹入约为 800 mL 空气或直至患者胸廓上升。施救者立即抬头撤离一边，捏鼻的手同时松开，让患者胸廓自身的弹力将气呼出。如此重复吹入，吹气的频率为 12 次/min，直至患者有自主的呼吸(图 11 -8，图 11 -9)。

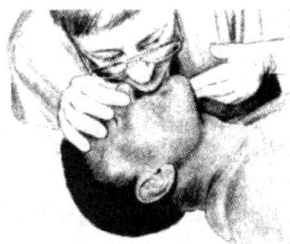

图 11 -9　口对口人工呼吸

正确的通气指征：①观察到胸部有起伏；②在呼气时听到和感觉有气体流动。

第三节　外伤救护四项基本技术

外伤救护四大基本技术包括：止血、包扎、固定和搬运，是对外伤患者所进行的初期紧急救护，其目的在于抢救生命、减少伤痛、预防并发症，从而提高救治率、减低伤残率，并为患者进一步治疗创造良好的条件。

一、止血

（一）外伤性出血的判断

外伤性出血是常见的急症，正确做出判断是选择止血方法的基础。一个成人的血量约占人体总重量的8%，如果急性失血超过人体总重量的20%，可危及生命。

外出血可根据破裂血管的不同分为三类：①动脉出血，呈喷射状，血色鲜红；②静脉出血，呈缓涌流状，血色暗红；③毛细血管出血，呈渗出状，血色鲜红。

（二）止血方法

小伤口的少量出血，一般不需处理可自行止血。出血较多者，可用纱布、绷带或手绢包扎好伤口止血。较大的动脉血管损伤，急救止血必须立刻施行，有效的止血往往是抢救生命的关键。急救止血的原则是压迫出血的血管或堵塞出血的伤口。根据出血的性质、部位和医疗条件，选用不同的止血方法。

止血

1. 手指压迫止血法

这是最方便和最快捷的止血法，但不能持久。压迫位置可在伤口上方即近心端找到搏动的动脉血管，用手指或手掌把血管压迫在骨头上，即可止血。适宜于四肢、头面部的出血，在未得到其他有效止血之前用以减少出血量，特别适用于前臂和下肢出血。如前臂出血，可用双手拇指压迫上臂内侧中点处的肱动脉；下肢出血可压迫腹股沟中点稍下的股动脉；前头部、头顶部出血，可在耳前下颌关节上方，将搏动的颞浅动脉压向颞骨；头面部和颈部出血，在气管外侧与胸锁乳突肌前缘交界处，摸到搏动的颈总动脉，将其向后压向颈椎即可，但注意压迫时间不可太久，严禁同时压迫两侧颈动脉，以防脑缺血。此法要求急救者熟悉解剖知识，清楚四肢和头面部动脉的位置，才能正确实施手指压迫止血法。

2.加压包扎止血法

用干净的最好是无菌的纱布、绷带或手绢、毛巾等物品填塞伤口，外用绷带或布条、毛巾等加压包扎，这是急救时最常用的临时止血法，适用于静脉或中小动脉出血。松紧要适度，止住出血即可。必须在敷料上直接打结，打结部位在伤口一侧或背面。如用绷带包扎肢体，要将手、足趾端暴露，以便观察肢体末端血供情况。包扎后抬高患肢，以利静脉回流。

3.止血带止血法

人体四肢较大血管破裂出血，经指压止血、加压包扎止血无效时，可采用止血带有效控制出血。若止血带使用不当，可造成肢体组织缺血、坏死，甚至丧失肢体。

止血带可选用橡皮带或橡皮管，也可用绷带或较宽的布条，以绞棒绞紧作止血带用，但禁用细绳和电线等物。上止血带部位以靠近伤口最近端为宜，减少缺血范围。在上臂应避免缚在中1/3处，以免损伤桡神经。在膝和肘关节以下缚止血带无止血作用。止血带下加垫1~2层布，以保护皮肤。要松紧合适，以动脉刚好不出血即可，压力过低可加重出血，压力过高则会损伤神经和软组织。上止血带的肢体应妥善固定，注意保暖。

使用止血带后，应做出明显标志，记录使用的时间。上肢缚扎的止血带20~30分钟松解1次；下肢缚扎的止血带30~60分钟松解2~3分钟，或见组织有新鲜渗血时再扎上。用止血带止血要尽可能缩短时间，以防肢体组织坏死。若止血带松解后，伤口无活动性出血，可不再使用止血带，改用加压包扎。在松解止血带前，要准备好止血用具后再行操作。

在同一部位缚扎止血带止血1~2小时，松解后应在高于原部位2~3 cm处重新缚扎。松解止血带时动作要轻缓，防止动作粗暴引起组织挫伤。

止血带使用时间最好不超过2小时。因使用止血带时间过长，可能造成肢体远端缺血、缺氧、组织变性、坏死；或因代谢产物吸收过多，出现"止血带休克"。

急救止血之后，须争取时间尽早送医院彻底止血，如采用结扎止血或血管修补术等。

二、包扎

包扎的目的是保护伤口、压迫止血、防止污染、减轻肿胀、制动受伤骨或关节、有利伤口愈合。常用材料是绷带、三角巾等，也可用干净的毛巾、手绢、领带、被单等物。

（一）包扎前的处理

（1）首先抢救生命，优先解决危及生命的损伤，重视显露的损伤，同时注意寻找隐蔽的损伤。

（2）充分暴露伤口，必要时可剪开衣裤，应注意避免因脱衣等加重损伤。

（3）对穿出伤口的骨折端，不要还纳，以免将污染带入深部组织，导致感染或继发性骨髓炎。

（4）损伤较大的创口，现场做简单清洁处理，然后迅速送医院彻底清创。

（5）较深的伤口或虫、犬等咬伤，可用 3% 氢氧化钠溶液冲洗伤口后包扎。

（二）包扎的基本原则及注意事项

包扎的方法很多，作为非医疗专业的大学生，主要是掌握包扎的基本原则及注意事项，根据当时的实际情况选择包扎方法。三角巾包扎法依受伤部位可直接包扎，也可折叠成带状包扎，应注意角要拉紧，边要固定，对准敷料，打结时要避开伤口。此法操作方便，但不便加压，也不够牢固。绷带包扎法适用于身体各部位包扎，尤其常用于肢体、躯干等处。方法需根据受伤部位选择环形、螺旋形、螺旋反折形、蛇形、"8"字形、返回包扎法等，其基本原则是：一般应自远心端向躯干包扎，卷带须平整，用力应适中，不可太松以免脱落，也不宜过紧，以免妨碍血液循环；指（趾）端最好露出，以便观察血液循环情况；开始包扎和包扎终了时一般均做 2 周环形绷扎，连续绷扎时，每一周绷带应遮过前一周的 1/3 或 1/2；包扎完毕可用胶布、别针或将绷带打结予以固定，但应避开伤口、骨隆突处及患者坐卧时受压部位。包扎时动作要轻柔、迅速、准确，减少患者痛苦。尽量用无菌敷料接触伤口，不要乱用外用药及随便取出伤口内的异物（包括碎骨片）。

三、固定

固定术常用于骨折后对伤员进行临时处理，用以防止骨折断端损伤血管、神经和重要器官，减轻疼痛，防止休克，便于搬运和转送。

（一）骨折的判断

开放性骨折，即断端与外界相通。闭合性骨折可根据以下症状和体征来作判断：

（1）按摸受伤部位疼痛加重，部分可触到骨折线，伤肢不能活动。

（2）畸形。骨折段移位后，肢体变形，或伤肢比健肢短。

（3）在肢体没有关节的部位，骨折后出现假关节活动。

（4）可扪到骨擦感或听到骨擦音。

（二）固定方法及注意事项

固定前应先止血和包扎伤口。骨折或疑诊患者均应予以固定制动。固定方法是用木板（夹板）附于患肢一侧，在木板和肢体之间垫上棉花或毛巾等松软物品，然后再用带子绑好。松紧要适度。木板要长出骨折部位上下两个关节，做超关节固定，先固定骨折处的两边，再固定上下关节处。上肢应尽量固定于屈肘位，下肢固定于伸直位，即功能位。如不可能，可直接按伤后畸形姿势固定在木板上。也可用自体固定，利用躯体固定上肢，利用对侧健肢固定下肢。如无木板，也可用树枝、竹竿等物代替。固定的伤肢要抬高、保暖，不要乱搬动，并设法尽快转送。

四、搬运

外伤患者的搬运是未受过急救知识训练人员最易忽视的问题，常因搬运方式不当而加重病情，或终身残废甚至死亡。

（一）搬运伤员的一般原则

（1）搬运要在确认患者不会在运送过程中出现危险时方可进行，如出血或骨折患者应先止血和包扎固定，休克患者应先抢救待血压稳定后再送。

（2）动作要轻，方法应稳妥。担架运送时，患者头应在后，以便观察病情变化，要保持担架平稳。应选用速度快、震动小的交通工具。如用汽车运送，患者躯干应与行驶方向一致。

（二）特殊患者的搬运方法

（1）脊柱骨折。可由 3～4 人将患者平托到硬板担架或木板上。切勿让患者弯腰，严禁一人背抱或两人分别抬头抱足的搬动患者，以免断骨刺伤骨髓，造成终生截瘫，甚至死亡。

（2）颈椎骨折。如不小心搬动，刺伤颈部脊髓，可造成患者立即死亡。搬运时应由专人牵引固定头部，与躯干长轴一致，另有 3 人并排将患者平托于硬板担架上，去枕平卧，头颈两侧用软垫固定，防止头部扭转和前屈。

（3）抽搐患者可用绷带捆扎在担架上，防止坠地受伤，口腔上下齿间要垫软物，防止舌咬伤。

（4）休克患者头部不能抬高，平卧，足抬高 10°。

（5）昏迷、脑外伤、颌面部损伤较重的患者应取侧卧位或俯卧位，切勿仰卧，以免舌后坠者堵塞气道或血液、呕吐物等吸入呼吸道发生窒息。

第四节 常见急症和突发事故的应急处理

一、晕厥

晕厥是最常见的急症之一，是由于一时广泛性脑供血不足所致的短暂意识丧失状态，也可发生于平常健康的人身上。发作时病人因肌张力消失而不能保持正常姿势既而倒地；同时意识改变，轻者意识恍惚，重者神志丧失，不省人事。一般均为突然起病，迅速恢复，少有后遗症。

（一）常见病因

引起晕厥的任何原因均是通过影响脑血流使脑供血氧障碍所致。由于脑储存氧和能量物质的能力很差，必须不断从血流中获得氧和能量物质才能维持其正常的生理功能。

引起晕厥的常见原因有：

（1）血管抑制性晕厥，多由疼痛、恐惧、紧张、闷热、悲痛、针刺、手术、疲劳等因素引起。

（2）直立性晕厥，多见于长期卧床、由平卧位或久蹲后突然站立，使血压骤然下降，导致脑供血障碍而引起晕厥。也可因服用氯丙嗪、利血平等降压药而引起。

（3）颈动脉窦性晕厥，常由突然转头、衣领高硬过紧或按摩颈动脉窦时，使颈动脉窦受压而引起。

（4）心源性晕厥，多由心律失常、心肌梗死、心脏瓣膜病及心功能异常而引起。

（5）脑源性晕厥，常由脑动脉硬化，脑血管痉挛、狭窄、阻塞，高血压脑病、颅脑损伤、炎症、肿瘤以及癫痫等疾病引起。

（6）其他原因，如站立过长、长跑骤停、大量失血、重症贫血、血糖过低、剧烈咳嗽、用力排尿、癔症发作等，也可造成脑部缺血、缺氧而引起晕厥。

（二）临床表现

本病发病急骤，一般先有头昏、心慌、恶心、眼黑目眩、面色苍白、周身发软等先兆症状，随即意识不清，可以突然昏倒，持续数秒钟至数分钟后自然清醒，感到头晕无力，伴有出冷汗，此时若起身站立，晕厥又可复发。一般病人稍经休息即可自动恢复。发病中一般不伴有抽搐和尿失禁，但有时可造成摔伤。

（三）现场急救与处理

一见到病人前额出汗、脸色苍白或自诉头晕、或已晕厥，应立即扶病人躺到床上，抬高下肢，去枕平卧，同时解开领扣、腰带和其他紧身的衣物。如果现场环境无床或不允许病人躺下，可以让他坐下，把头垂到双膝之间。如果病人既不能躺下又不能坐下，可以让他单腿跪下，俯伏上身，像系鞋带的姿势。这样，病人的头部就处在比心脏为低的位置，就可以很快地恢复。注意千万不要把昏倒在地的病人扶坐起来，而要让他躺在地下，将身体放平，捏掐人中穴，可使他更快清醒。病人一般在 5 分钟就能恢复神志，否则应立即找医生。病人在醒后至少仰卧休息 10 分钟，过早起身可使晕厥复发。

（四）预防

晕厥只是一种临床症状，必须寻找引起晕厥的原因，针对病因治疗才能避免晕厥发作和反复，尤其有明确的发作诱因者只要做好预防就可避免发作。在病人有头昏、心慌、恶心、眼黑目眩、面色苍白等发作先兆时，就立即使其卧躺、保暖、饮温水，症状就可以缓解和消失。

二、中暑

中暑是指在人为或天然的高温环境下，机体发生体温调节中枢功能障碍、汗腺功能衰竭和水电解质散失过多为特征的疾病。中暑多发生于气温升高（＞32℃）、湿度较大（＞60％）、通风不良的环境或烈日暴晒下从事长时间的工作和活动的人群。此外，带病工作、睡眠不足、缺乏工间休息、过度疲劳也是中暑的诱因。在炎热季节，年老、体弱者，终日逗留在通风不良、温度较高的室内，也容易引起中暑。

根据在高温环境中劳动或活动时出现的体温升高、肌肉痉挛或晕厥，特别是在炎夏暑热季节，老年人、幼童、慢性病或精神病患者、孕妇以及高温作业的重体力劳动者，突然发生高烧、昏迷、皮肤灼热无汗时，均应考虑为中暑。重症中暑包括热衰竭、热痉挛、热射病，常混合出现。

（一）临床表现

热衰竭是最常见的一种，多见于老年及不适应高温者，体内无过量的热蓄积，起病较急，先有眩晕、头痛，突然昏倒；平卧并离开高温场所，即清醒。患者的脸色苍白，皮肤冷汗，脉弱或缓，血压偏低，但脉压正常。若病况持续时间较长而又不及时处理，患者可能出现口渴、烦躁及判断力下降，甚至手足抽搐，肌肉痛性痉挛等症状。

热痉挛多发生于健康青壮年。当人体在高温环境中运动或劳动时，出汗量超过人体一个工作日最高生理极限的出汗量(6 L)时，由于大量的出汗，使水和盐分过多丢失，致使肌肉痉挛，引起疼痛。这是因为人体此时通过大量出汗方式散热。若不及时补充水和钠盐，可造成水和钠盐的大量丢失而脱水。患者先有大量出汗，然后四肢肌肉群出现痛性痉挛，呈短暂性和间歇性发作，痉挛时间不超过数分钟，且能自行缓解。有时可出现全身肌肉痉挛。

热射病主要表现为高热(直肠温度≥41℃)和神志障碍。多发生高温通风不良环境下居住的年老体弱者和从事重体力劳动或剧烈体育运动人员。

（二）现场急救与处理

中暑类型和原因虽有不同，但基本处理措施是一样的。

对于中暑者的抢救，首先立即把患者抬到阴凉通风处去枕平卧，并解开衣扣，劝说围观人群散开，保持安静通风的环境。迅速用冷水或冰水敷头部、扇风，还可用冷水擦浴降温，或将躯体浸入27℃～30℃水中传导散热降温。但已出现虚脱(体温较低)的患者不宜冷敷、扇风和冷水擦浴。对于能饮水的患者要给予口服凉的淡盐水、糖盐水，也可服用各种含盐的清凉饮料、人丹、藿香正气水，涂擦清凉油、掐压合谷、太阳穴、足三里等穴位，经过上述处理，一般在1～2 h内恢复。但对昏迷不醒者，要在降温的同时，尽快送往医院。

（三）预防

（1）为防止中暑发生，夏季要合理安排劳动、军训的时间和强度，避免长时间在烈日下曝晒，并做好足够的防暑降温措施。

（2）注意要多喝盐开水，有条件多饮各种清凉饮料、凉茶，可使用人丹等防暑药品。

（3）老年人、幼童，体弱者，慢性病、心脏病等疾病患者，应根据自己的身体状况，选择和调整外出活动的时间。

（4）出现头昏、恶心、胸闷、口渴等征兆时，立即转到阴凉处休息、饮水，使用解暑药。

三、溺水

溺水是指人体淹没于水中，因水进入呼吸道造成窒息、缺氧的状态。严重者可因呼吸和心跳停止而死亡。溺水后患者紧张、恐惧、主动屏气，使喉头水肿，也可引起窒息、缺氧。一旦无法屏气，出现主动呼吸时，大量液体伴随泥沙、杂草进入呼吸道，阻塞喉头、气管，加重窒息；液体进入肺泡，使肺泡失去通气、充气功能，加重缺氧。缺氧引起脑水肿，甚至昏迷。肺部吸入污水引起肺部感染、肺水肿，出现心搏骤停、急性肾衰竭等。

（一）临床表现

当溺水者被抢救出水面后，往往可见呈昏迷状态，面部青紫肿胀，两眼充血，眼球突出，口、鼻内有血性泡沫、泥沙或杂物，肢体冰冷，脉搏摸不到或极弱，呼吸不规则或停止，心律不齐或停跳，上腹部因胃内积水而膨隆。

（二）现场急救与处理

溺水致死的过程较快，从溺水到死亡的时间一般是 4～7 分钟，因此必须争分夺秒地进行现场抢救。最重要的急救措施是恢复呼吸道通畅，立即消除其鼻内、口腔内异物，并将舌头拉出，防止舌后坠阻塞呼吸道。

1. 溺水急救——自救

（1）不要心慌意乱，应保持头脑清醒。

（2）采用仰面位，头顶向后，口鼻向上，呼气宜浅，吸气宜深，身体浮于水面，以待他人抢救。

（3）不可将手上举或挣扎，举手反而易使人下沉。

（4）会游泳者，若小腿腓肠肌痉挛而致淹溺，应息心静气，及时呼救，同时自己将身体抱成一团，浮上水面，深吸一口气，把脸浸入水中，将痉挛（抽筋）下肢的拇趾用力向前上方拉，使拇趾翘起来，持续用力，直到剧痛消失，痉挛也就停止。一次发作之后，同一部位可再发痉挛，所以对疼痛部位应充分按摩和慢慢向岸上游去，上岸后也应再按摩和热敷患处（图 11－10）。

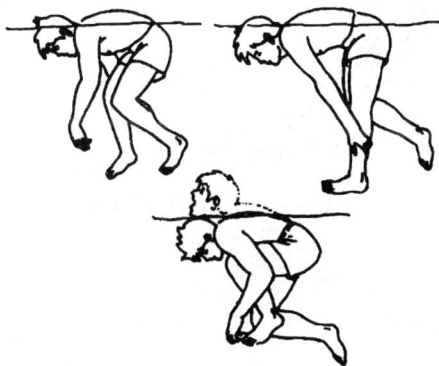

图 11－10　小腿腓肠肌痉挛自救方法

2. 溺水急救——他救

急救者应游到溺水者后方，用左手从其左臂和上半身中间握对方的右手，或托住溺水者的头，用仰泳方式将其拖到岸边（图 11－11）。急救者要防止溺水者抱住不放,影响急救;万一被抱住,急救者应松手下沉,先与溺者脱离,然后再救或向后推溺水者的脸,紧捏其鼻,使其松手,接着再救。急救者不会水时应立即用绳索,竹竿、木板或救生圈,使溺水者握住后拖上岸来(图12-12)。若现场无任何救生材料,应即时高声呼叫他人。

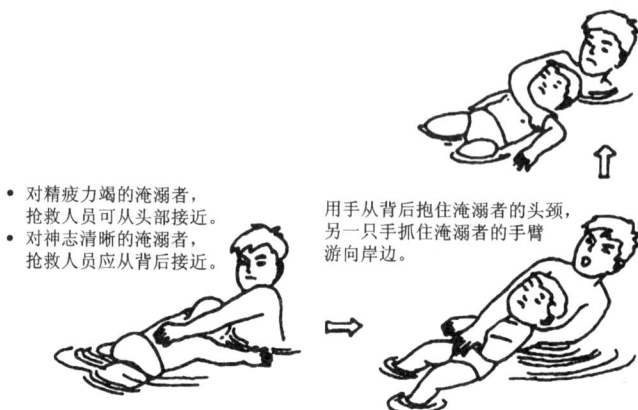

- 对精疲力竭的淹溺者,抢救人员可从头部接近。
- 对神志清晰的淹溺者,抢救人员应从背后接近。

用手从背后抱住淹溺者的头颈,另一只手抓住淹溺者的手臂游向岸边。

图 11-11　他救

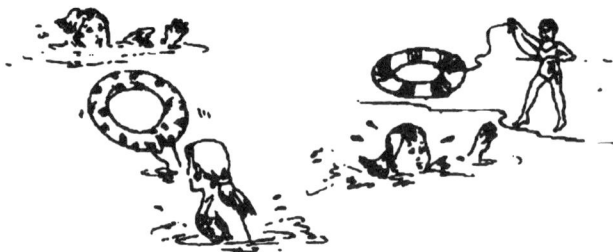

图 11-12　利用救生圈他救

3.溺水急救——岸上救护

(1)将患者从水中救出后,置于通风处,解开衣扣,立即清除口鼻污泥、杂草及呕吐物、假牙等。

(2)有心跳、呼吸者可先倒水,常用是伏膝倒水法。将溺水者的腹部横放在救护者屈起的膝上(救护者一腿跪地,一腿向前屈膝)。溺水者面部朝下,头部悬垂,然后按压溺水者的腰背部,使进入其肺内和胃内的水迅速排出。还有肩背倒立排水法、奔跑排水法等。动作要敏捷,切忌因倒水过久而影响其他救护措施(图 11-13)。

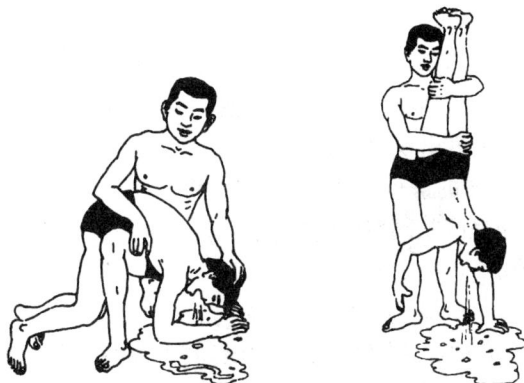

图 11 - 13　岸上救护

（3）如果呼吸心跳已停，应在保持气道通畅的条件下，立即进行体外心脏按压和口对口人工呼吸。

（4）在现场抢救的同时，必须尽快与医院联系。溺水者即使在现场抢救成功，也要送往医院进一步治疗，避免并发症对人体的损伤。

（三）预防

（1）加强水上安全教育，学习水上救护知识。

（2）入水前做好准备，了解自己的身体状况和泳场的情况。

（3）入水后应根据自己的体力、水性、身体状况来安排游程和时间，避免发生意外。

四、电击伤

电击伤是指一定量的电流或电能量（静电）通过人体引起损伤或功能障碍。电击伤事故多发生于安全用电知识不足及违反操作规程。电源电线年久失修，电器漏电或外壳接地不良也常是事故的直接原因。台风、暴雨、打雷或火灾时供电电线折断下落接触人体，雷雨电击或用手拉开触电患者，均为意外情况下的电击伤事故。另外，高温、高湿和出汗使皮肤表面电阻降低，也可引起电损伤。

电击主要有直流电、交流电和静电（雷电）电击三种类型。少量电流（一般在 2 mA 以下）仅产生麻感，对肌体影响不大。通常所见的触电休克，其电流都在 80～100 mA 以上，一般直流电比交流电的危险性小。

电流对人体的损伤主要表现为电休克和电烧伤。电流通过大脑可引起呼吸中枢和循环中枢抑制、麻痹而导致呼吸心跳停止,通过心脏可引起心室纤维性颤动。电流可引起肌肉强烈收缩和抽搐,被抛出电路,也可能被电流"牵住"而不能脱离。皮肤进出口处有灼伤,以进口较严重,可深达肌腱、神经、骨骼,受累组织可出现缺血和坏死,以及烧焦"炭化"。

闪电是一种极强的静电电击。当人体被闪电所击,心跳呼吸常立即停止,皮肤血管收缩呈网状图案,组织呈烧焦、炭化状。

(一)临床表现

轻者仅有心悸、惊慌、面色苍白、乏力、头晕、晕厥,重者可出现抽搐、休克、心律失常、心动过速、室颤、心搏骤停、呼吸停止等。局部可出现不同程度的电灼伤,有一个或一个以上的入口,也有相应的出口,电流入口处较出口处严重。一般低压电电流烧伤面积小,边缘整齐,大多为椭圆形,呈焦黄色或褐色,干燥,无痛,与周围组织分界清楚。由于触电时肢体肌肉强烈收缩,有时可发生骨折或关节脱位,或被"抛"离电源,致跌倒或从高处坠下,出现外伤和脑震荡。高压电电击的烧伤面积大,伤口深,有时体表可无明显烧伤,而机体深部组织的烧伤则极其严重,必要时需截肢手术。触电恢复的病例,少数可出现后遗症,如视力障碍、耳聋、精神不宁、多汗、肢体松弛性瘫痪、癔症等中枢神经系统症状。

(二)急救与预防

1.急救

对触电患者的抢救既要分秒必争,又要坚持不懈。

(1)迅速切断电源。方法是迅速关闭电源开关。如电源开关离现场较远,则应迅速使患者与电器、电线分离,用现场附近干燥的木器竹竿、塑料制品、玻璃器皿、瓷器、皮带或麻绳等绝缘物挑开电器或电线,切不可用手拉扯。

(2)就地抢救。将触电者迅速移至通风处,平卧并松解衣服。如果伤者触电时间短暂,只出现短时间的心悸、头晕和局部皮肤灼痛,一般休息后就能恢复正常。如果伤者出现呼吸微弱或不规则,尤其呼吸停止者,应及时给予口对口人工呼吸。如果伤者出现呼吸心跳停止,要立即施行心肺复苏术,并要坚持不懈地进行。复苏后,应密切注意心跳情况,千万不要随意搬动,以防心室颤动再次发生而导致心跳停止。从高处摔下的触电者,常伴有骨折,脑震荡、颅内出血等,抢救时必须注意方法。

(3)局部电灼伤应进行外科处理。

(4)拨打"120"。在进行现场急救的同时拨打"120",及时就近转送医院进一步抢救。

2. 预防

（1）加强安全用电常识教育，树立安全用电意识。

（2）严格遵守技术操作规程，防止触电事故发生。

（3）一切电器安装应严格遵守安全规定，一切电器设备须有安全装置，并定期检修。

（4）雷雨时应避免在野外作业和活动，特别是在雷区，要避免在田野中行走或在大树下、石崖、山顶等地方避雨。

五、烧烫伤

烧烫伤常由于火焰、开水、蒸气或强酸、强碱等作用于人体而引起皮肤损伤，有时可深达肌肉、骨骼，严重时发生感染、休克，甚至死亡。

（一）现场急救原则

现场急救的原则是：立即消除烧伤原因，处理危急情况，保护创面不受污染，有条件时即开始防治休克和感染，妥善转送。

（二）急救方法

无论何种原因造成的烧伤，均可按以下方法急救：

1. 立即脱离热源，冷水冲淋

由火焰和热液烧烫伤的，要立即脱去着火或沾有热液的衣服，用水浇或跳入水中，或就地慢慢打滚灭火；力戒奔跑、呼叫，或用手扑打灭火，以免引起头面、呼吸道及手的烧伤；汽油着火时应以湿布覆盖。对烧伤面积小的四肢烫伤等，迅速用自来水浸泡或冲淋伤处半小时，这样可快速降温、止痛和减轻肿胀，并防止起泡。

化学烧伤，应立即脱去被化学物质沾染的衣服，并用大量清水冲洗半小时以上。对强酸、强碱烧伤，不主张用碱、酸中和，避免中和产热加重烧伤。生石灰引起的烧伤，应先去除皮肤上的石灰粉，再用足量的清水冲洗。特别要注意眼部的冲洗，不论何种酸碱灼烧眼睛后，要首先用自来水或清水冲洗，将酸碱对眼睛的损伤降到最低限度。

2. 按烧伤的严重程度分别处理

Ⅰ度烧伤是皮肤表层受伤，仅有皮肤发红、灼痛，不起疱，可在伤处涂些烫伤膏，3～5天可痊愈，不留瘢痕。

Ⅱ度烧伤损害至真皮的深层，肿痛明显，起大小不等的水疱，凡起水疱均为Ⅱ度烧伤，有剧痛。如水疱小也可涂烫伤膏，再用干净布或纱布保护包扎，以免水疱破损引起感染，让其慢慢吸收。一般2周左右脱皮痊愈，不留瘢痕。如烧烫伤面积大，同时有大水疱，不要自行弄破，应去医院治疗。

Ⅲ度烧伤，损伤皮肤全层，可深达皮下脂肪、肌肉、骨骼。其特征是皮肤干燥、苍白、或焦黑，无水疱，痛觉消失。有的患者可因受伤面积广泛而出现全身症状如休克等。Ⅲ度烧伤患者应用干净布覆盖伤面，急送医院治疗。及时保护创面是减少创面污染的重要一环，烧伤创面切不可涂甲紫（龙胆紫）或任意涂油膏或用土方药，以免影响对烧伤深度的估计和创面的后续处理。

有条件时，应尽早防止休克和感染，可给患者止痛药，口服含盐饮料，用抗生素抗感染。如有休克应抢救至平稳后再送医院。

六、毒蛇及毒虫咬伤

（一）毒蛇咬伤

1. 临床表现

我国的毒蛇有近50种。毒蛇咬伤引发疾病，主要在于毒蛇的毒腺中所分泌的一种蛇毒，其成分复杂，主要有蛋白质、多肽类和多种酶。毒蛇咬人后，毒液从唇腔上的一对唇上腺排出，通过毒牙的导管或纵沟注入伤口，经淋巴循环吸收逐渐扩散全身。蛇咬伤后症状的轻重，与毒蛇的大小、种类、蛇毒进入体内的量，病人的年龄、体格，及咬伤后的处理是否正确及时有关。毒蛇的种类不同，其毒理也不同，临床表现也不同，常见的有神经毒、血液循环毒、混合毒等。

（1）神经毒。多见于银环蛇、金环蛇、海蛇。咬伤后局部症状不明显，仅有痒感，1～3个小时后才出现症状，头晕、四肢无力、流涎、视物模糊、复视、眼睑下垂、声音嘶哑、言语不清、吞咽困难、共济失调、颈强直、牙关紧闭，重者瘫痪、惊厥、昏迷、休克、呼吸肌麻痹等。

（2）血液循环毒。多见于五步蛇、竹叶青。咬伤后局部剧痛，肿胀明显，并迅速向肢体上端蔓延，伴有出血、水疱、细胞坏死、发热、尿血、心悸、烦躁不安、血压下降、休克，附近淋巴结肿大、压痛等。

（3）混合毒。常见有眼镜蛇、眼镜王蛇、蝮蛇、响尾蛇等。眼镜蛇以神经毒为主，蝮蛇以血液循环毒为主伴有复视。

2. 治疗方法

蛇咬伤后，若伤口有一对毒牙痕伴有局部及全身症状，均为毒蛇咬伤。若伤口有2或4行均匀而细小的牙痕且无局部和全身症状为非毒蛇咬伤。毒蛇咬伤后，治疗越早越好，应争取在咬伤1小时内进行。

（1）进行局部紧急处理，防止毒素扩散吸收。一是用止血带或橡皮带在肢体咬伤的近心端立即进行结扎，阻断静脉或淋巴回流。结扎后每 20 分钟放松 1~2 分钟。二是用清水、凉开水或生理盐水、0.1% 高锰酸钾、肥皂水冲洗伤口。三是扩创排毒，即在伤口处作十字形切开，用拔火罐或吸乳器反复多次吸出毒液。急救时可直接用口吸吮，吸后伤口要消毒。冲洗创口时，用手自上而下地向伤口挤压排毒 30 分钟。四是早期局部冷却、降温，减慢毒液吸收。在条件困难的情况下，可用火柴烧灼伤口，以破坏蛇毒，并在伤口上方用带结扎，然后急送医院，用 0.25% 普鲁卡因 50~100 mL 伤口周围封闭。

咬伤超过 24 小时者，不用上法排毒，可在肿胀处下端每隔 3~6 cm 处用消毒钝针或三棱针刺入 2 cm 拔出，患肢下垂，然后向下轻轻按压，使毒液自针眼处溢出，连续 3 日。

（2）口服蛇药或外敷中草药，运用抗毒性血清进行解毒。南通蛇药对蝮蛇咬伤效果最好，口服和局部外敷。上海蛇药对各种毒蛇咬伤均有作用，湛江蛇药用于眼镜蛇和银环蛇，红卫蛇药用于五步蛇。

（3）应用激素、能量、大量维生素 C，可减轻中毒反应和组织损害。

（4）严重情况的处理：呼吸衰弱吸氧，气管切开；抢救休克，用升压药，补充血容量；肾衰竭时给利尿、脱水；伤口感染的预防，可用抗生素、破伤风抗毒素。

在抢救过程中禁用吗啡、苯海拉明、巴比妥类、氯丙嗪、肾上腺素、肝素等药物，可用异丙嗪、氯苯那敏。

（二）蜂类蜇伤

蜂有大胡蜂、大黄蜂、野蜜蜂、蜜蜂等 4 种。蜂通过蜂尾的针刺蜇伤皮肤，注入毒液。蜂毒的主要成分为神经毒、蚁酸、蛋白质和组织胺，黄蜂蜂毒还会有缓激肽、5-羟色胺等。因此黄蜂蜇伤比蜜蜂蜇伤严重。

1. 临床表现

头晕、恶心、发烧、烦躁、局部疼痛剧烈、周围淋巴结可肿大、荨麻疹、鼻塞，严重者可出现过敏性休克、喉头水肿、血压下降、神志不清、昏迷，最后可因呼吸与周围循环衰竭而死亡。

头颈部被蜇伤时危险性更大。

2. 治疗

（1）勿挤压蜇伤口，以免更多毒液进入血液，散布全身。伤口如有针刺，立即拔除。局部可用拔火罐的方法吸毒。用肥皂水、3% 氨水或 5% 碳酸氢钠、醋水洗蜇伤口（黄蜂可用食醋水）。

（2）伤口可用蛇药，中草药有半边莲、紫花地丁、白花蛇舌草捣成糊状外敷或煎服。

（3）抗过敏治疗，用苯海拉明、氯苯那敏。重者可用激素静滴。如有肌肉痉挛可用10%葡萄糖酸钙10 mL静推。

（4）镇痛，可给口服止痛药，局部用2%普鲁卡因4～8 mL蜇伤周围和基底部封闭。

3.预防

进山或在野外作业时，要有防范准备，注意有无蜂穴或蜂巢，必要时烟熏后再开始作业。采蜂蜜时，应戴面罩和手套，操作动作要轻细，尽量不激惹蜂群。

（三）蝎子、蜈蚣、蜘蛛等毒虫蜇伤

1.诊断要点

（1）有被蜇伤史。

（2）多见于手、足、面部等露出部位。

（3）局部红肿，红肿中心可见瘀点，严重者伴有大疱，局部疼痛剧烈。

（4）一般无全身症状，但如被巨大的毒蝎、蜈蚣、毒蜘蛛蜇伤，则可出现全身中毒症状，头痛、头晕、畏冷、发烧、恶心呕吐，甚至昏迷抽搐等。蝎毒是一种神经毒，重者可引起呼吸中枢麻痹而致命。

2.治疗

（1）局部处理：有针刺残留，立即拔除，伤口可用肥皂水、高锰酸钾溶液、3%氨水清洗，用拔火罐法吸出毒液。局部冷敷，其上方可用止血带。

（2）止痛、镇静：局部伤口可用5%普鲁卡因封闭。口服止痛药、镇静药。

（3）蛇药口服或外敷：中药大青叶、半边莲、白花蛇舌草捣料外敷或煎服。

（4）重者可用激素、苯海拉明、维生素C、补液等对症处理，必要时用呼吸兴奋药、阿托品等药物，用抗生素预防感染。

3.预防

搬动搁置已久的瓦块、石块或朽木时，应注意有无蝎子、蜈蚣、蜘蛛藏匿其中，野外活动或工作时应细心观察有无毒蜘蛛网，如有网，则应在周围搜索，将毒蜘蛛捕杀。夜间野外活动，应穿鞋袜。夏天席地而卧时，应将周围杂草、木块、瓦砾清除，喷洒药物消毒。

第十二章　用药知识

药品是指用于预防、治疗、诊断人的疾病，有目的地调节人的生理功能并规定有适应证、禁忌证、用法和用量的物质，包括人工合成的化学物质、生物制品和中药等。熟悉药物的有关知识，才能做到安全、合理用药，达到防治疾病的目的。

第一节　药物的作用与不良反应

一、药物的基本作用

药物通过影响人体功能、抑制病原微生物繁殖等方式而发挥防治疾病的作用。药物的作用简述如下：

（一）从药物作用的部位来看药物的作用

（1）局部作用。药物在未吸收入血之前在用药局部出现的作用，如外用消毒药乙醇等产生的局部消毒作用；局麻药对感觉神经的麻醉作用。

（2）吸收作用。药物被吸收入血后所产生的作用，如口服催眠药产生的催眠作用。

（二）从临床效果来看药物作用

1. 治疗作用

凡符合用药目的或能达到防治效果的作用称为治疗作用。一般分为对因治疗和对症治疗。

（1）对因治疗。药物作用在于消除疾病的致病原因叫作对因治疗，如抗生素杀灭体内致病微生物，解毒药促进体内毒物的消除。

（2）对症治疗。药物作用在于消除疾病的症状称为对症治疗，如用退热药物产生的退热作用。

由于疾病过程中病因与病症的相互转化，不仅对因疗法可以消除症状，对症疗法也可以解除疾病发展的二级病因，从而防止疾病的进一步发展。

2. 不良反应

用药中所发生的与治疗目的无关的不良作用称为不良反应。不良反应可分为副作用、毒性反应、过敏反应、继发性反应等。

二、影响药物作用的因素

药物作用是药物与患者机体相互作用的综合性表现。药物的质和量的特性对于药物作用具有决定性的意义，而机体的功能状态能影响机体对药物的敏感性。因此，要想每个患者都能达到最大疗效、最小不良反应的治疗目的，单纯依据药理作用选药和用药是不够的，还必须了解影响药物作用的因素。

（一）药物剂型

为便于临床使用，药物制成不同的剂型，常用的有片剂、注射剂、水剂、滴剂、粉剂、栓剂及软膏剂等。同种药物、同等剂量而不同的剂型在机体的吸收速度和吸收量有差异，因而药物发挥的疗效也有差异。

（二）药物剂量

药物的剂量决定产生药物作用的强度。同一种药物不同的剂量不仅产生药物作用强度的变化，也能产生质的变化。当用药剂量过大时，药物的治疗作用往往转变为毒性作用。剂量过小不但不起治疗作用反而延误病情。

（三）给药途径

给药途径不同也能影响药物的作用。常见的给药途径有口服、注射（包括肌内、皮下、静脉）、舌下、吸入、局部表面给药法等。不同的给药途径影响药物的吸收量和速度，从而影响药物在体内的有效浓度，同时也影响药物从机体消除。给药途径中静脉注射的吸收率较高，药物的利用度为100%，但也可能较快出现不良反应。

（四）联合用药

应用两种或两种以上的药物产生相似或相反的作用，其配伍作用结果使药物原有作用加强称为协同作用，使药物原有作用减弱称为对抗或拮抗作用。临床上利用配伍用药的协同作用，通常采用联合用药，其目的在于有意识地应用较小剂量的单味药物达到较大的共同疗效，并减少各药物的不良反应。但不恰当的联合往往由于药物相互作用而使预期疗效降低，甚至出现意外的毒性反应。

（五）患者生理因素

患者因生理因素，如年龄、性别、营养状态、精神状态等而显示出个体差异。如女性体重一般较男性低，应酌减用药剂量，在月经、怀孕、分娩及哺乳时用药要慎重。营养状态不良的患者对药物作用较敏感。患者的精神状态与药物的疗效有密切关系，积极乐观的情绪能提高疗效，反之使疗效降低。个体差异既能影响药物作用的量，也能影响药物作用的质。高度敏感的患者对药物特别敏感，应用很小剂量即能产生毒性反应。特异质患者对微量药物可以引起激烈的变态反应。

（六）病理因素

病理状态能够改变机体的功能状态，因而能显著影响药物作用。患者肝肾功能减退时可以显著延长及加强许多药物的作用，甚至发生中毒。神经功能抑制时能耐受大剂量的兴奋药。另外药物本身可致病态，在连续用药一段时间后，有些患者对药物产生依赖性，中断药物则出现主观不适症状。有些患者产生耐受性，要加大药物剂量才保持药效不减。某些药物在连续用药后还可产生成瘾性。

（七）病原微生物的抗药性

抗菌药物都有独特的抗菌谱（即敏感细菌的种类）。但实际上对抗菌谱中的细菌不一定都有效，其主要原因是细菌通过基因变异对抗菌药物产生了抗药性，因此，必须加大剂量或换用其他抗生素才有疗效。

（八）环境因素

环境因素也能改变机体的功能状态而影响药物的作用，如医疗环境、气候变化、家庭气氛等都能影响患者的精神状态，从而影响治疗效果。

三、药物的不良反应

药物通过各种途径到达人体内部后，由于药物本身或它的衍化物作用于机体的任何器官或组织而发生的与治疗目的无关的或给患者带来痛苦的反应统称为不良反应。

（一）不良反应

药物在治疗剂量下出现的与治疗目的无关的轻微不适，多是可以恢复的功能性变化。如利用阿托品松弛平滑肌的作用解除胆管痉挛时出现的心悸、口干就成为不良反应，当停用后这些症状即可消除。

（二）毒性反应

用药剂量过大、用药时间过久而出现的对人体危害较大的不良反应称为毒性反应，主要是对中枢神经、血液、呼吸循环系统及肝肾功能等造成损害。如长期大量服用阿司匹林会使血中凝血酶原减少而引起胃肠道出血。

（三）过敏反应

多见于特异质患者，这种反应不易预知并与用药剂量无关，可呈现药物热、皮疹，严重者可出现过敏性休克。对于常致过敏的药物，如青霉素，用药前要做过敏试验，阳性者禁用该药。

（四）继发感染和耐药性

如长期使用广谱抗生素可破坏人体内正常菌群平衡，致口腔、消化道、肺部的继发性感染。由于滥用抗生素等原因使原来有效的药物效力降低或无效，如结核病的治疗中，耐药性就是一个严重的问题。

（五）其他不良反应

如有的药物用于孕妇可致胎儿畸形，有的药物可诱发恶性肿瘤。

第二节　合理用药及注意事项

一、合理用药的重要性

药品具有防病、治病的重要作用，但几乎任何药物都可能在适当的情况下引起不同程度的毒性作用及不良反应，有的药物还可能产生成瘾性和依赖性。因此，药品都具有双重性，既可治病，又可致病，若不注意合理用药，不仅造成药品浪费，疗效降低，毒性作用及不良反应增加，还会导致"药源性疾病"，严重者可危及生命。据国家卫生部药品不良反应监测中心报告，近几年来在我国每年因药物不良反应而住院治疗的患者多达250万人，其中约有19.2万人死于药品不良反应。可见，合理用药问题应引起高度重视。

时下，一些大学生看病的时候都希望医生给自己用"好药"，认为价格越贵的药疗效必定越好。这种认识是片面的。药品是个特殊商品，它的价格和疗效并不成正比。而药品的售价是由成本高低、工艺难易、研制周期长短等多种因素决定的。有的药品投入大量的宣传广告费也是导致其价格昂贵的重要原因。因此，好药是指对治疗疾病切实有效的药，既不在新老和价格高低，也不在"土洋"之分，因而不要盲目迷信新药、进口药及价格昂贵药。

二、怎样合理用药

要做到合理用药，应注意下述五个方面的问题：

（一）用药前要明确诊断

用药前首先必须明确诊断，才能正确选择药物。如急腹症患者不宜在未明确诊断前应用止痛药物，以免贻误病情。

（二）用药剂量要适当

有的药物与毒物之间只是量的差异，用量过大可成为毒物，用量过小不能发挥应有的药效。不要认为药物剂量用得大疾病好得快，切不可因希望疾病早愈而擅自加大剂量。当然，也不应不遵医嘱随意减量，那样可能达不到治疗效果。

（三）用药时间要科学

为达到药物的有效治疗目的及减少不良反应，要注意给药时间和间隔。健胃药、抗酸药、解痉药、肠道抗感染药等须在餐前服用；驱虫药、盐类泻药等要空腹或半空腹服用；催眠药等要临睡服用；有刺激性的药物，如阿司匹林则须在餐后服用。另外，为保证有效的血药浓度，要注意服药间隔时间。药物的半衰期长则给药间隔时间长，而半衰期短的药需增加服药次数。如SMZ－TMP 的半衰期约 11 小时，每日只需服药 2 次。

（四）给药途径要适宜

给药途径不同，产生的反应也异。因此应根据药物的性质、疾病的需要选择合适的给药途径；有的大学生一生病就要求"打点滴"的想法是不可取的。

（五）联合用药要合理

当两种或两种以上的药物联合使用时会发生药物的相互作用。有的可使药效加强，有的则减弱。有的会使毒性反应增加或减弱。不要认为"治病用药品种越多，疗效越好"。

三、用药注意事项

得了病应该治疗，但必须经医生诊断后遵照医嘱用药，切不可盲目用药或向医生随意点药。对青霉素、磺胺药物过敏者就诊时一定要告诉医生，以免造成不必要的痛苦及危险。治疗肺结核用药应坚持 9 个月左右。有些药物如激素等使用时间较久后不可骤停，应逐步减量直至停药，否则会出现不良反应。

购药必须到正规药店、医院或医疗单位购买，切不可到个人摊点或轻信江湖医生，以免买到假、劣药，造成对身体的危害。购药时一定要阅读药品说明书，在弄清药品的生产单位、批准文号、适应征、用量、用法、注意事项及不良反应后方可服用。

服药前注意药品是否过期、失效、霉变及色泽变化。有上述情况发生切不可服用。对某种药物的服用方法或剂量不清楚时，一定要仔细询问医生或药师后再服，千万不可乱服药。

用药后注意药物反应，特别要注意警告症状，如发热、皮肤瘙痒、皮疹等，若出现这些症状应考虑立刻停药或到医院就诊。

对药品广告及新药广告要持科学态度，切不可盲目迷信。目前，电视、报刊等媒体对药品的宣传广告，往往夸大了一些药物的疗效及避而不提药物的不良反应。因此，不管什么药都宜在医生的指导下服用。

四、用药常识

（一）有关药品的一般知识

为保障药品的用药安全，药品按处方药和非处方药分类管理。

1. 处方药

处方药必须凭执业医师或执业助理医师处方才可调配、购买和使用。必须注明"凭医师处方销售、购买和使用！"的警示语。

2. 非处方药

非处方药又称为柜台发售药品（over the counter drugs），习惯称为 OTC。分为甲类和乙类。

甲类非处方药，只能在具有《药品经营许可证》、配备执业药师或药师以上药学技术人员的社会药店、医疗机构药房零售的非处方药，使用红色专有标志。

乙类非处方药，除社会药店和医疗机构药房外，还可以在经过批准的普通零售商业企业零售的非处方药，使用绿色专有标志。

3. 我国药品标准

我国药品标准主要有三类：中国药典、卫计委颁发的药品标准和地方药品标准。前两类为国家药品标准，由国务院卫生行政部门批准颁布。尚未制定国家标准的药品，由省、自治区、直辖市的卫生行政部门制定地方药品标准，并报国务院卫生行政部门备案。

（二）检查药品的方法

药品不同于其他商品，它没有正品、副品、等外品和处理品之分，只有合格与不合格的区别。因此，注意药品的外观检查就十分必要。尤其是到药店买药更应慎重，一定要索要发票。

检查药品从以下几方面着手：

（1）标签。包括药品名称、成分与含量、作用与用途、用法与用量、储藏方法、生产厂家、出厂日期、药品批号、有效期和注意事项、批准文号（国药准字）。没有药品批准文号、药品注册商标和生产批号的即为"三无产品"，不能购买，更不要服用。

（2）药品批号。它是用来表示药品生产日期的一种编号，常以同一原料、同一辅料、同一批次生产的产品作为一个批号。我国药厂的产品批号常以六位数表示：一、二位表示年份；三、四位表示月份；五、六位表示日期。例如：140627即表示该药品是2014年6月27日生产的。还有140627-2，表示是2014年6月27日生产的第二小批次药品。还有用八位数字表示的，例如20131212表示是2013年12月12日生产的。还有少数其他表示方法，如27-06-14-2，表示是2014年6月27日第二小批次生产。

（3）有效期与失效期。药品的有效期和失效期两者含义有区别，有效期到某日是指当日还有效，例如有效期某年某月，意思是可以使用到所标明月份的最后一天。而失效期某年某月，是指使用到所标月份的前一个月的最后一天为止。

（4）包装。注意包装和容器的完整。

（5）外观。要注意查看药品的外观。

注射剂：检查澄明度、变色、浑浊、沉淀、析出结晶等。

片剂、散剂、胶囊：检查有无吸潮、发黏、变形变色等。

水剂、软膏、合剂：检查有无沉淀、发霉、变味变色等。

（6）成分。用药应注意成分相同药名不同或药名相似作用不同的药品。最好根据医生的诊断用药，正确选择用药途径：能口服的不肌内注射；能肌内注射的不静脉注射。要根据病情而定。

附　录

一、献血常识

献血是医疗、急救及战时抢救伤病员的重要医疗措施，是以互相帮助的原则为基础，由健康人献出少量血液，以挽救患者生命的一种高尚行为。献血，就其实质而言，是人与人之间相互受益的，血液是取之于民、用之于民。今天你献血救治他人，将来有可能别人献血来帮助你。献血是架设在人与人之间一座友谊的桥梁，是救死扶伤、实行革命人道主义的具体体现，是精神文明的标志之一。每个健康适龄的公民，都有责任和义务奉献出自己的少量血液，去造福于他人。

为了确保医疗用血的质量，保证献血者的身体健康和受血者的安全，献血者每次献血前须进行体格检查和血液检验，献出的血液必须按规定项目检验。献血者在献血前要填写"献血登记表"和"健康情况征询表"。

（一）献血者体格检查标准

（1）年龄：国家提倡献血年龄为 18～55 周岁；既往无献血反应、符合健康检查要求的多次献血者主动要求再次献血的，年龄可延长至 60 周岁。

（2）体重：男≥50 kg，女≥45 kg。

（3）血压 90～140/60～90 mmHg，脉压差≥30 mmHg/4.0 kPa。

（4）脉搏 60～100 次/min，高度耐力的运动员≥50 次/min，节律整齐。

（5）体温正常。

（6）皮肤、巩膜无黄染。皮肤无创面感染，无大面积皮肤病。四肢无重度及以上残疾，无严重功能障碍及关节无红肿。双臂静脉穿刺部位无皮肤损伤。无静脉注射药物痕迹。

（二）献血者血液检验标准

（1）血型检测：ABO 和 RhD 血型正确定型。

（2）丙氨酸氨基转移酶（ALT）：符合相关要求。

（3）乙型肝炎病毒（HBV）检测：符合相关要求。

（4）丙型肝炎病毒（HCV）检测：符合相关要求。

（5）艾滋病病毒（HIV）检测：符合相关要求。

（6）梅毒（Syphilis）试验：符合相关要求。

（三）免疫接种后献血的规定

（1）无病症或不良反应出现者，暂缓至接受疫苗24小时后献血，包括：伤寒疫苗、冻干乙型脑炎灭活疫苗、吸附百白破联合疫苗、甲型肝炎灭活疫苗、重组乙型肝炎疫苗、流感全病毒灭活疫苗等。

（2）接受麻疹、腮腺炎、脊髓灰质炎等活疫苗最后一次免疫接种2周后，或风疹活疫苗、人用狂犬病疫苗、乙型脑炎减毒活疫苗等最后一次免疫接种四周后方可献血。

（3）被动物咬伤后接受狂犬病疫苗注射者，最后一次免疫接种一年后方可献血。

（4）接受抗毒素及免疫血清注射者：于最后一次注射四周后方可献血，包括破伤风抗毒素、抗狂犬病血清等。接受乙型肝炎人免疫球蛋白注射者1年后方可献血。

（四）有下列情况之一者暂不能献血

（1）口腔护理（包括洗牙等）后未满3天；拔牙或其他小手术后未满半个月；阑尾切除术、疝修补术及扁桃体手术痊愈后未满3个月；较大手术痊愈后未满半年者。

（2）妇科良性肿瘤、体表良性肿瘤手术治疗后未满1年者。

（3）妇女月经期及前后3天，妊娠期及流产后未满6个月，分娩及哺乳期未满1年者。

（4）活动性或进展性眼科疾病病愈未满1周者，眼科手术愈后未满3个月者。

（5）上呼吸道感染病愈未满1周者，肺炎病愈未满3个月者。

（6）急性胃肠炎病愈未满1周者。

（7）急性泌尿道感染病愈未满1个月者，急性肾盂肾炎病愈未满3个月者，泌尿系统结石发作期。

（8）伤口愈合或感染痊愈未满1周者，皮肤局限性炎症愈合后未满1周者，皮肤广泛性炎症愈合后未满2周者。

（9）被血液或组织液污染的器材致伤或污染伤口以及施行文身术后未满1年者。

（10）与传染病患者有密切接触史者，自接触之日起至该病最长潜伏期。甲型肝炎病愈后未满1年者，痢疾病愈未满半年者，伤寒病愈未满1年者，布氏杆菌病病愈未满2年者。一年内前往疟疾流行病区者或疟疾病愈未满3年者，弓形体病临床恢复后未满6个月，Q热完全治愈未满2年。

（11）口服抑制或损害血小板功能的药物（如含阿司匹林或阿司匹林类药物）停药后不满五天者，不能献单采血小板及制备血小板的成分用全血。

（12）一年内输注全血及血液成分者。

（13）蛔虫病、蛲虫病感染未完全康复者。

（14）急性风湿热病愈后未满2年。

（15）曾与易感经血传播疾病高危风险者发生性行为未满1年者。

（16）曾有国务院卫生行政部门确定的检疫传染病疫区或监测传染病疫区旅行史，入境时间未满疾病最长潜伏期者。

（五）献血前后的注意事项

人体内的血液占体重的7%～8%，其中2/3在心血管中循环，1/3储存在人体的血库（肝、脾、肺等脏器）内，平时不参加血液循环。人体有很强的调节功能，在正常营养情况下，失血在10%以下，不会出现不适。每人每次献血200～400 mL，几小时内血容量就会恢复到原来水平，血浆蛋白在献血后1～2天就可以补足，各种血细胞成分在2～3周就可以完全恢复。但是，在以下几方面应注意：

（1）献血前要休息好，保证充足的睡眠。

（2）献血前一天晚上和当天早上不要吃油腻食物，因为食物中的脂肪会被吸收到血液里，这种混有大量脂肪的血液如果输给患者往往会引起输血反应。但要吃些清淡饮食，不要空腹献血。

（3）献血过程中精神不要紧张，献血当天不做剧烈运动。

（4）注意抽血针眼处的清洁卫生，以免感染。

（5）献血后可适当增加营养，吃些瘦肉、鸡蛋、豆制品等蛋白质含量较高的食品及新鲜蔬菜、水果等，少吃油腻食物，以防消化不良。

二、常用医学检验正常值

常用医学检验正常值表

项　目	英文缩写	正常旧参考值	新参考值
红细胞	RBC	男：400 万~550 万/mm³ 女：350 万~500 万 mm³	男：$4 \times 10^{12} \sim 5.5 \times 10^{12}$/L 女：$3.5 \times 10^{12} \sim 5.0 \times 10^{12}$/L
血红蛋白	Hb	男：12~15 g/100 mL 女：11~13.5 g/100 mL	男：120~150 g/L 女：110~135 g/L
白细胞	WBC	4 000~10 000/mm³	$4 \times 10^9 \sim 10 \times 10^9$/L
白细胞分类	DC		
嗜中性粒细胞	N	50%~70%	
嗜酸性粒细胞	E	0.5%~3%	
嗜碱性粒细胞	B	0~0.75%	
淋巴细胞	L	20%~40%	
单核细胞	M	1%~8%	
血小板	PC(PLT)	10 万~30 万/mm³	$100 \times 10^9 \sim 300 \times 10^9$/L
嗜酸性细胞直接计数		50~300/mm³	$0.05 \times 10^9 \sim 0.30 \times 10^9$/L
血沉(长管法)	ESR	男：0~15 mm/h 女：0~20 mm/h	
黏蛋白		2~4 mg%	20~40 g/L
血糖	BG	70~110 mg%	3.9~6.1 mmol/L
碱性磷酸酶	AKP	5~13 金氏单位	83.4~216.7 nmol/s
酸性磷酸酶	ACP	1~4 金氏单位	16.7~66.7 nmol/s
丙氨酸氨基转氨酶	ALT	2~40 单位	33.3~666.8 nmol/s
天门冬氨酸氨基转氨酶	AST	4~50 单位	66.7~833.5 nmol/s
麝香草酚浊度试验	TTT	2~6 单位	
总胆红素	TB		5.1~17 μmol/L
直接胆红素	DB		0~7 μmol/L
总蛋白	TP	6~8 g%	60~80 g/L
清蛋白	A	3.5~5.5 g%	35~55 g/L
球蛋白	G	2~3 g%	20~30 g/L
白蛋白/球蛋白	A/G	1.5:1~2.5:1	
胆固醇	TC	150~200 mg%	3.9~5.7 mmol/L

续表

项 目	英文缩写	正常旧参考值	新参考值
甘油三酯	TG	<160 mg%	0.6 ~ 1.7 mmol/L
高密度脂蛋白	HDL – C		1.24 ~ 1.73 mmol/L
低密度脂蛋白	LDL – C		1.56 ~ 3.70 mmol/L
极低密度脂蛋白	VLDL – C		0.26 ~ 1.04 mmol/L
淀粉酶	AMS	血清：4 ~ 32/温氏单位 尿液：8 ~ 64/温氏单位	血液：<80 单位 尿液：<1 200 单位
尿素氨	BUN（UREAN）	9 ~ 20 mg%	3.6 ~ 7.1 mmol/L
肌酐	Cr	1 ~ 2 mg%	44 ~ 130 μmol/L
尿酸	UA	2 ~ 4 mg%	男：202 ~ 416 μmol/L 女：142 ~ 339 μmol/L
E 玫瑰花结形成率	ET – RFC	40% ~ 70%	43% ~ 78%
T 淋巴细胞转化率	Ltr	60% ~ 75%	60% ~ 80%
免疫球蛋白 G	IgG	600 ~ 1 600 mg%	7.0 ~ 16 g/L
免疫球蛋白 A	IgA	20 ~ 500 mg%	0.96 ~ 3.88 g/L
免疫球蛋白 M	IgM	60 ~ 200 mg%	0.56 ~ 2.70 g/L

尿液常规检验：

酸碱度	pH	6.0	6.0
蛋白	PRD	阴性（ － ）	阴性（ － ）
血	BLD		阴性（ － ）
酮体	KET		阴性（ － ）
胆红素	BIL	阴性（ － ）	阴性（ － ）
尿胆原	URD	弱阳性（ + － ）	弱阳性（ + － ）

参 考 文 献

［1］盛祖龙.大学健康教程［M］.长沙：湖南师范大学出版社，2000.

［2］斯帕尔·塔卡克拉.急救手册［M］.西安：世界图书出版公司西安公司，1999.

［3］吕姿之.健康教育与健康促进［M］.北京：北京医科大学出版社，1998.

［4］李忠思，张小娜.自我保健安全用药常识［M］.深圳：海天出版社，2001.

［5］陈寿俞等.中国学校卫生保健［M］.北京：科学普及出版社，1997.

［6］江伟康.大学生健康教育读本［M］.上海：复旦大学出版社，2001.

［7］陈静，范存欣.营养与公众保健［M］.武汉：华中科技大学出版社，2006.

［8］彭再如、陈向大.新编大学生健康教育读本［M］.长沙：湖南大学出版社，2013.8.

［9］王健，马军，王翔.健康教育［M］.北京：高等教育出版社，2004.7.

［10］李景升.大学生活安全手册：第5版［M］.长沙：中南大学出版社，2020.8.

［11］湖南省精神医学中心，中国医学救援协会心理救援分会，国家精神心理疾病临床医学研究中心（中南大学湘雅二医院）编.新型冠状病毒肺炎大众防护与心理疏导［M］.长沙：中南大学出版社，2020.

图书在版编目(CIP)数据

大学生卫生与健康教程／杨学峰主编.—4版.—
长沙:中南大学出版社,2020.8(2021.7重印)

ISBN 978-7-5487-4137-4

Ⅰ.①大… Ⅱ.①杨… Ⅲ.①大学生－健康教育－高
等学校－教材 Ⅳ.①G647.9

中国版本图书馆 CIP 数据核字(2020)第 154708 号

大学生卫生与健康教程(第4版)

DAXUESHENG WEISHENG YU JIANKANG JIAOCHENG (DI-SI BAN)

杨学峰 主编

□责任编辑 陈雪萍
□责任印制 唐 曦
□出版发行 中南大学出版社
　　　　　 社址:长沙市麓山南路　　　　邮编:410083
　　　　　 发行科电话:0731-88876770　传真:0731-88710482
□印　装 长沙理工大印刷厂

□开　本 710 mm×1000 mm 1/16 □印张 13 □字数 233 千字
□互联网+图书 二维码内容 文字 108.5 千字 图 9 张 视频 14 分钟
□版　次 2020 年 8 月第 1 版 □印次 2021 年 7 月第 2 次印刷
□书　号 ISBN 978-7-5487-4137-4
□定　价 36.00 元

图书出现印装问题,请与经销商调换